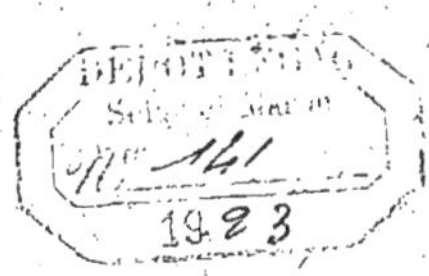

# SOMMAIRE

## DÉCRET ET CONVENTION

### TITRE I. — DISPOSITIONS GÉNÉRALES



### TITRE II. — DISPOSITIONS SPÉCIALES AUX PAYS D'ORIENT ET D'EXTRÊME-ORIENT

## TITRE III. — DISPOSITIONS SPÉCIALES AUX PÈLERINAGES



## TITRE IV. — SURVEILLANCE ET EXÉCUTION



## TITRE V. — ADHÉSIONS ET RATIFICATIONS

## ANNEXES

RÉPUBLIQUE FRANÇAISE

MINISTÈRE DE L'HYGIÈNE,
DE L'ASSISTANCE ET DE LA PRÉVOYANCE SOCIALES

DIRECTION DE L'ASSISTANCE ET DE L'HYGIÈNE PUBLIQUES

# CONVENTION SANITAIRE INTERNATIONALE

SIGNÉE A PARIS LE 17 JANVIER 1912

ET

RATIFIÉE LE 7 OCTOBRE 1920

EN VUE D'ARRÊTER LES MESURES PROPRES A SAUVEGARDER LA SANTÉ PUBLIQUE CONTRE L'INVASION ET LA PROPAGATION DE LA PESTE, DU CHOLÉRA ET DE LA FIÈVRE JAUNE

(Rendue exécutoire en France par décret du 14 octobre 1920, publié au *Journal officiel* du 21 octobre 1920.)

**1° Puissances ayant ratifié la Convention** (*) :

ALLEMAGNE, BELGIQUE, BRÉSIL, BULGARIE, COLOMBIE, DANEMARK, ÉGYPTE, ÉQUATEUR, ESPAGNE, ÉTATS-UNIS D'AMÉRIQUE, FRANCE, GRANDE-BRETAGNE, GUATEMALA, HONDURAS, ITALIE, LUXEMBOURG, NORVÈGE, PANAMA, PAYS-BAS, PERSE, POLOGNE, PORTUGAL, ROUMANIE, ÉTAT-SERBE, CROATE ET SLOVÈNE, SUÈDE, SUISSE, URUGAY.

**2° Puissances ayant adhéré à la Convention :**

AUTRICHE, PRINCIPAUTÉ DE MONACO, GRANDE-BRETAGNE POUR LA COLONIE DE TERRE-NEUVE.

(*) Puissances ayant signé la Convention mais ne l'ayant pas encore ratifiée à la date du 31 juillet 1922 : RÉPUBLIQUE ARGENTINE, BOLIVIE, CHILI, COSTA-RICA, CUBA, GRÈCE, HAÏTI, HONGRIE, MEXIQUE, RUSSIE, SALVADOR, SIAM, TURQUIE.

MELUN
IMPRIMERIE ADMINISTRATIVE
1923

# CONVENTION SANITAIRE INTERNATIONALE

## signée à Paris le 17 janvier 1912.

LE PRÉSIDENT DE LA RÉPUBLIQUE FRANÇAISE,

Sur la proposition du président du Conseil, ministre des affaires étrangères,

DÉCRÈTE :

ARTICLE PREMIER. — Une convention sanitaire ayant été conclue à Paris, le 17 janvier 1912, entre la France, l'Allemagne, les États-Unis d'Amérique, la république Argentine, l'Autriche-Hongrie, la Belgique, la Bolivie, les États-Unis du Brésil, la Bulgarie, le Chili, la Colombie, la république de Costa-Rica, la république de Cuba, le Danemark, l'Équateur, l'Espagne, la Grande-Bretagne, la Grèce, le Guatémala, la république d'Haïti, le Honduras, l'Italie, le Luxembourg, le Mexique, le Monténégro, la Norvège, la république de Panama, les Pays-Bas, la Perse, le Portugal, la Roumanie, la Russie, le Salvador, la Serbie, le Siam, la Suède, la Suisse, la Turquie, l'Uruguay et l'Égypte et les ratifications de cet acte ayant été déposées à Paris, le 7 octobre 1920, par la France, la Belgique, le Danemark, l'Équateur, l'Espagne, la Grande-Bretagne, l'Italie, la Norvège, la république de Panama, les Pays-Bas, la Perse, le Portugal, la Suède, la Suisse et l'Égypte, ladite convention dont la teneur suit recevra sa pleine et entière exécution :

## CONVENTION

S. M. l'empereur d'Allemagne, roi de Prusse, au nom de l'empire allemand ; le président des États-Unis d'Amérique ; le président de la République argentine ; S. M. l'empereur d'Autriche, roi de Bohême, etc., etc., et roi apostolique de Hongrie ; S. M. le roi des Belges ; le président de la république de Bolivie ; le président de la république des États-Unis du Brésil ; S.M. le roi des Bulgares ; le président de la république du Chili ; le président de la république de Colombie ; le président de la république de Costa-Rica ; le président de la république de Cuba ; S. M. le roi de Danemark ; le président de la république de l'Équateur ; S. M. le roi d'Espagne ; le président de la République française ; S. M. le roi du Royaume-Uni de Grande-Bretagne et d'Irlande et des territoires britanniques au delà des mers, empereur des Indes ; S. M. le roi des Hellènes ; le président de la république de Guatémala ; le président de la république d'Haïti ; le président de la république de Honduras ; S. M. le roi d'Italie ; S. A. R. le grand-duc du Luxembourg ; le président des États-Unis mexicains ; S. M. le roi de Monténégro ; S. M. le roi de Norvège ; le président de la république de Panama ; S. M. la reine des Pays-Bas ; S. M. le shah de Perse ; le président de la République portuguaise ; S. M. le roi de Roumanie ; S. M. l'empereur de toutes les Russies ; le président de la république du Salvador ; S. M. le roi de Serbie ; S. M. le roi de Siam ; S. M. le roi de Suède ; le Conseil fédéral suisse ; S. M. l'empereur des Ottomans ; S. A. le kédive d'Égypte ; agissant dans les limites des pouvoirs à lui conférés par les firmans impériaux ; et le président de la république orientale de l'Urugay.

Ayant décidé d'apporter dans les dispositions de la convention sanitaire, signée à Paris le 3 décembre 1903, les modifications que comportent les données nouvelles de la science et de l'expérience prophylactiques, d'établir une réglementation internationale relative à la fièvre jaune et d'étendre, autant qu'il est possible, le champ d'application des principes qui ont inspiré la réglementation sanitaire internationale, ont nommés pour leurs plénipotentiaires, savoir :

S. M. l'empereur d'Allemagne, roi de Prusse :

M. le baron de Stein, conseiller intime supérieur du gouvernement conseiller rapporteur à l'office impérial de l'intérieur, membre du conseil sanitaire de l'empire ;

M. le prof[r] Gaffky, conseiller intime supérieur de médecine, directeur de l'institut royal pour les maladies infectieuses à Berlin, membre du conseil sanitaire de l'empire.

Le président des États-Unis d'Amérique :

M. A. Bailly-Blanchard, ministre plénipotentiaire, conseiller de l'ambassade des États-Unis d'Amérique à Paris.

Le président de la République argentine :

M. le Dr Francisco de Veyga, inspecteur général des services de santé de l'armée argentine, professeur à la faculté de médecine et membre du conseil national d'hygiène ;

M. le Dr Ezequiel Castilla, membre du comité de l'office international d'hygiène publique.

S. M. l'empereur d'Autriche, roi de Bohême, etc., etc., et roi apostolique de Hongrie :

M. le baron Maximilien de Gagern, grand-croix de l'ordre impérial autrichien de François-Joseph, son envoyé extraordinaire et ministre plénipotentiaire auprès de la confédération suisse ;

M. le chevalier François de Haberler, docteur en droit et en médecine, conseiller ministériel au ministère I. R. autrichien de l'intérieur ;

M. Étienne Worms, docteur en droit, chevalier de l'ordre impérial autrichien de François-Joseph, conseiller de section au ministère I. R. autrichien du commerce ;

M. Jules Bôles de Nagybudafa, conseiller au ministère royal hongrois de l'intérieur ;

M. le baron Calman de Müller, docteur en médecine, conseiller ministériel, professeur à l'université royale hongroise de Budapest, président du Conseil de santé du royaume, membre de la chambre hongroise des magnats.

S. M. le roi des Belges :

M. O. Velghe, directeur général du service de santé et de l'hygiène au ministère de l'intérieur, membre secrétaire du conseil supérieur d'hygiène, officier de l'ordre de Léopold ;

M. E. Van Ermangen, professeur à l'université de Gand, membre du conseil supérieur d'hygiène, commandeur de l'ordre de Léopold.

Le président de la république de Bolivie :

M. Ismael Montes, son envoyé extraordinaire et ministre plénipotentiaire près le Président de la République française ;

M. le Dr Chervin, chevalier de l'ordre national de la Légion d'honneur.

Le président de la république des États-Unis du Brésil :

M. le Dr Henrique de Figueiredo Vasoncellos, chef de service à l'institut Oswaldo Cruz, à Rio-de-Janeiro.

S. M. le roi des Bulgares :

M. Dimitri Stancioff, son envoyé extraordinaire et ministre plénipotentiaire près le Président de la République française ;

M. le Dr Chichkoff, capitaine sanitaire de l'armée bulgare.

Le président de la république du Chili :

M. Federico Puga Borne, son envoyé extraordinaire et ministre plénipotentiaire près le Président de la République française.

Le président de la république de Colombie :

M. le Dr Juan-E. Manrique, ministre plénipotentiaire.

Le président de la république de Costa-Rica :

M. le Dr Alberto Alvarez Canas, consul général de la république de Costa-Rica, à Paris.

Le président de la république de Cuba :

M. le général Tomas Collazo y Tejada, son envoyé extraordinaire et ministre plénipotentiaire près le Président de la République française.

S. M. le roi de Danemark :

M. le comte de Reventlow, grand-croix de l'ordre du Danebrog, son envoyé extraordinaire et ministre plénipotentiaire près le Président de la République française.

Le président de la république de l'Équateur :

M. Victor M. Rendon, son envoyé extraordinaire et ministre plénipotentiaire près le Président de la République française ;

M. E. Dorn y de Alsua, premier secrétaire de la légation de la république de l'Équateur, à Paris.

S. M. le roi d'Espagne :

M. Francisco de Reynoso, ministre-résident, conseiller de l'ambassade royale d'Espagne, à Paris ;

M. le Dr Angel Pulido Fernandez, conseiller sanitaire, ancien directeur général de la santé, sénateur à vie du royaume.

Le Président de la République française :

M. Camille Barrère, ambassadeur de la République française près S. M. le roi d'Italie, grand-croix de la Légion d'honneur ;

M. Fernand Gavarry, ministre plénipotentiaire de 1re classe, directeur des affaires administratives et techniques au ministère des affaires étrangères, officier de l'ordre national de la Légion d'honneur ;

M. le Dr Émile Roux, président du conseil supérieur d'hygiène publique de France, directeur de l'institut Pasteur, commandeur de l'ordre national de la Légion d'honneur ;

M. Louis Mirman, directeur de l'assistance et de l'hygiène publiques au ministère de l'intérieur ;

M. le Dr A. Calmette, directeur de l'institut Pasteur de Lille, officier de l'ordre national de la Légion d'honneur ;

M. Ernest Ronsin, consul général de France aux Indes, officier de l'ordre de l'ordre national de la Légion d'honneur ;

M. Georges Harismendy, consul général, chargé de la sous-direction des unions internationales et des affaires consulaires au ministère des affaires étrangères, chevalier de l'ordre national de la Légion d'honneur ;

M. Paul Roux, sous-directeur au ministère de l'intérieur, chevalier de l'ordre national de la Légion d'honneur.

S. M. le roi du Royaume-Uni de Grande-Bretagne et d'Irlande et des territoires britanniques au-delà des mers, empereur des Indes :

L'honorable Lancelot Douglas Garnegie, ministre plénipotentiaire, conseiller de l'ambassade royale britannique à Paris, membre de l'ordre royal de Victoria ;

M. le Dr Ralph William Johnstone, inspecteur médical du Local Gouvernement Boarb ;

M. le chirugien général sir Benjamin Franklin, ancien directeur général du service médical indien et ancien chef du service sanitaire pour les Indes britanniques, chevalier-commandeur de l'ordre de l'empire des Indes, chevalier de grâce de l'ordre de Saint-Jean-de-Jérusalem.

S. M. le roi des Hellènes :

M. Démétrius Caclamanos, premier secrétaire de la légation royale de Grèce à Paris.

Le président de la république de Guatémala :

M. José-Maria Lardizabal, chargé d'affaires de la république de Guatémala à Paris.

Le président de la république d'Haïti :

M. le Dr Auguste Casseus.

Le président de la république de Honduras :

M. Désiré Pector, consul général de la république de Honduras à Paris, membre de la cour permanente d'arbitrage de la Haye.

S. M. le roi d'Italie :

M. le commandeur Rocco Santoliquido, docteur en médecine, député, directeur général de la santé publique du royaume ;

M. le Dr Adolfo Cotta, chef de division au ministère royal de l'intérieur.

S. A. R. le grand-duc du Luxembourg :

M. E. L. Bastin, consul du Luxembourg à Paris ;

M. le Dr Praum, directeur du laboratoire pratique de bactériologie à Luxembourg.

Le président des États-Unis mexicains :

M. le Dr Miguel Zuñiga y Azcarate.

S. M. le roi de Monténégro :

M. Louis Brunet, consul général de Monténégro à Paris ;

M. le Dr Édouard Binet, médecin en chef de l'hospice des Quinze-Vingts.

S. M. le roi de Norvège :

M. Frédéric, Hartvig, Herman Wedel Jarlsberg, son envoyé extraordinaire etministre plénipotentiaire près le Président de la République française.

Le président de la république de Panama :

M. Juan Antonio Jimenez, chargé d'affaires de la république de Panama Paris.

S. M. la reine des Pays-Bas :

M. le Dr W. P. Ruysch, inspecteur général du service sanitaire dans la Hollande méridionale et la Zélande ;

M. le Dr C. Winkler, médecin inspecteur en retraite du service sanitaire civil pour Java et Mâdoura.

S. M. le shah de Perse :

Samad Khan Momtazos Saltaneh, son envoyé extraordinaire et ministre plénipotentiaire près le Président de la République française.

Le président de la République portuguaise :

M. le Dr Antonio Augusto Gonçalvez Braga, médecin sanitaire et maritime de Lisbonne.

S. M. le roi de Roumanie :

M. Alexandre Em. Lahovary, son envoyé extraordinaire et ministre plénipotentiaire près le Président de la République française.

S. M. l'empereur de toutes les Russies :

M. Pklaton de Waxel, conseiller privé, membre permanent du conseil du ministère des affaires étrangères et du conseil d'hygiène publique au ministère impérial de l'intérieur ;

M. le Dr Freyberg, conseiller d'État actuel, fonctionnaire du ministère impérial de l'intérieur, représentant de la commission institué d'ordre suprême contre la propagation de la peste.

Le président de la république du Salvador :

M. le Dr S. Letona, consul général de la république du Salvador à Paris.

S. M. le roi de Serbie :

M. le Dr Milenko Vesnitch, son envoyé extraordinaire et ministre plénipotentiaire près le Président de la République française.

S. M. le roi de Siam :

M. le Dr A. Manaud, conseiller sanitaire du gouvernement royal.

S. M. le roi de Suède :

M. le comte Gyldenstolpe, son envoyé extraordinaire et ministre plénipotentiaire près le Président de la République française.

Le conseil fédéral suisse :

M. Charles-Édouard Lardy, envoyé extraordinaire et ministre plénipotentiaire de la confédération suisse près le Président de la République rançaise.

S. M. l'empereur des Ottomans :

Missak Effendi, ministre plénipotentiaire.

S. A. le kédive d'Égypte :

Yussouf Pacha Saddik, représentant du gouvernement khédivial auprè de la Sublime Porte.

Et le président de la république orientale de l'Urugay :

M. le Dr Luis Piera, son envoyé extraordinaire et ministre plénipotentiaire près le Président de la République française.

Lesquels, ayant échangé leurs pleins pouvoirs trouvés en bonne et due forme, sont convenus des dispositions suivantes :

## TITRE PREMIER. — DISPOSITIONS GÉNÉRALES

### CHAPITRE PREMIER. — Prescriptions à observer par les pays signataires de la convention dès que la peste, le choléra ou la fièvre jaune apparaît sur leur territoire.

#### SECTION I. — *Notification et communications ultérieures aux autres pays.*

ARTICLE PREMIER. — Chaque gouvernement doit notifier immédiatement aux autres gouvernements le premier cas avéré de peste, de choléra ou de fièvre jaune constaté sur son territoire.

De même, le premier cas avéré de choléra, de peste ou de fièvre jaune survenant en dehors des circonscriptions déjà atteintes doit faire l'objet d'une notification immédiate aux autres gouvernements.

ART. 2. — Toute notification prévue à l'article premier est accompagnée ou très promptement suivie de renseignements circonstanciés sur :

1° L'endroit où la maladie est apparue ;

2° La date de son apparition, son origine et sa forme ;

3° Le nombre des cas constatés et celui des décès ;

4° L'étendue de la ou des circonscriptions atteintes ;

5° Pour la peste, l'existence parmi les rats de la peste ou d'une mort insolite ;

6° Pour la fièvre jaune, l'existence du *stégomia calopus ;*

7° Les mesures immédiatement prises.

ART. 3. — La notification et les renseignements prévus aux articles premier et 2 sont adressés aux agences diplomatiques ou consulaires dans la capitale du pays contaminé.

Pour les pays qui n'y sont pas représentés, ils sont transmis directement par le télégraphe aux gouvernements de ces pays.

ART. 4. — La notification et les renseignements prévus aux articles premier et 2 sont suivis de communications ultérieures données d'une façon régulière, de manière à tenir les gouvernements au courant de la marche de l'épidémie.

Ces communications, qui se font au moins une fois par semaine et qui sont aussi complètes que possibles, indiquent plus particulièrement les précautions prises en vue de combattre l'extension de la maladie.

Elles doivent préciser : 1° les mesures prophylactiques appliquées relativement à l'inspection sanitaire ou à la visite médicale, à l'isolement ou à la désinfection ; 2° les mesures exécutées au départ des navires pour empêcher l'exportation du mal et spécialement, dans les cas prévus par le 5° et le 6° de l'article 2 ci-dessus, les mesures prises respectivement contre les rats ou contre les moustiques.

Art. 5. — Le prompt et sincère accomplissement des prescriptions qui précèdent est d'une importance primordiale.

Les notifications n'ont de valeur réelle que si chaque gouvernement est prévenu lui-même, à temps, des cas de peste, de choléra, de fièvre jaune et des cas douteux survenus sur son territoire. On ne saurait donc trop recommander aux divers gouvernements de rendre obligatoire la déclaration des cas de peste, de choléra, et de fièvre jaune et de se tenir renseignés sur toute mortalité insolite des rats, notamment dans les ports.

Art. 6. — Il est désirable que les pays voisins fassent des arrangements spéciaux en vue d'organiser un service d'informations directes entre les chefs des administrations compétentes, en ce qui concerne les territoires limitrophes ou se trouvant en relations commerciales étroites.

Section II. — *Conditions qui permettent de considérer une circonscription territoriale comme contaminée ou redevenue saine.*

Art. 7. — La notification d'un premier cas de peste, de choléra ou de fièvre jaune n'entraîne pas, contre la circonscription territoriale où il s'est produit, l'application des mesures prévues au chapitre II ci-après.

Mais, lorsque plusieurs cas de peste ou de fièvre jaune non importés se sont manifestés ou que les cas de choléra forment foyer (1), la circonscription peut être considérée comme contaminée.

(1) Il existe un foyer quand l'apparition de cas de choléra au delà de l'entourage du ou des premiers cas prouve qu'on n'est pas parvenu à limiter l'expansion de la maladie là où elle s'était manifestée à son début.

Art. 8. — Pour restreindre les mesures aux seules régions atteintes, les gouvernements ne doivent les appliquer qu'aux provenances des circonscriptions contaminées.

On entend par le mot *circonscription* une partie de territoire bien déterminée dans les renseignements qui accompagnent ou suivent la notification, ainsi : une province, un gouvernement, un district, un département, un canton, une île, une commune, une ville, un quartier de ville, un village, un port, un pôlder, une agglomération, etc., quelles que soient l'étendue et la population de ces portions de territoire.

Mais cette restriction limitée à la circonscription contaminée ne doit être acceptée qu'à la condition formelle que le gouvernement du pays contaminé prenne les mesures nécessaires : 1° pour combattre l'extension de l'épidémie et 2°, s'il s'agit de peste ou de choléra, pour prévenir, à moins de désinfection préalable, l'exportation des objets visés aux 1° et 2° de l'article 13, provenant de la circonscription contaminée.

Quand une circonscription est contaminée, aucune mesure restrictive n'est prise contre les provenances de cette circonscription, si ces provenances l'ont quittée cinq jours au moins avant le début de l'épidémie.

Art. 9. — Pour qu'une circonscription ne soit plus considérée comme contaminée il faut la constatation officielle :

1° Qu'il n'y a eu ni décès, ni cas nouveau, en ce qui concerne la peste ou le choléra depuis cinq jours, en ce qui concerne la fièvre jaune depuis dix-huit jours, soit après l'isolement, soit après la mort ou la guérison du dernier malade ;

2° Que toutes les mesures de désinfection ont été appliquées ; en outre, s'il s'agit de cas de peste, que les mesures contre les rats sont exécutées, et s'il s'agit de fièvre jaune, que les précautions contre les moustiques ont été prises.

### Section III. — *Mesures dans les ports contaminés au départ des navires.*

Art. 10. — L'autorité compétente est tenue de prendre des mesures efficaces :

1° Pour empêcher l'embarquement des personnes présentant des symptômes de peste, de choléra ou de fièvre jaune ;

2° En cas de peste ou de choléra, pour empêcher l'exportation de marchandises ou objets quelconques qu'elle considérerait comme contaminés et qui n'auraient pas été préalablement désinfectés à terre, sous la surveillance du médecin délégué de l'autorité publique ;

3° En cas de peste, pour empêcher l'embarquement des rats ;

4° En cas de choléra, pour veiller à ce que l'eau potable embarquée soit saine ;

5° En cas de fièvre jaune, pour empêcher l'embarquement des moustiques.

## CHAPITRE II. — Mesures de défense contre les territoires contaminés.

### Section I. — *Publication des mesures prescrites.*

Art. 11. — Le gouvernement de chaque pays est tenu de publier immédiatement les mesures qu'il croit devoir prescrire au sujet des provenances d'un pays ou d'une circonscription territoriale contaminée.

Il communique aussitôt cette publication à l'agent diplomatique ou consulaire du pays contaminé, résidant dans sa capitale, ainsi qu'aux conseils sanitaires internationaux.

Il est également tenu de faire connaître, par les mêmes voies, le retrait de ces mesures ou les modifications dont elles seraient l'objet.

A défaut d'agence diplomatique ou consulaire dans la capitale, les communications sont faites directement au gouvernement du pays intéressé.

### Section II. — *Marchandises. — Désinfection. — Importation et transit. — Bagages.*

Art. 12. — Il n'existe pas de marchandises qui soient, par elles mêmes, capables de transmettre la peste, le choléra ou la fièvre jaune. Elles ne deviennent dangereuses qu'au cas où elles ont été souillées par des produits pesteux ou cholériques.

Art. 13. — La désinfection ne peut être appliquée qu'en cas de peste ou de choléra et seulement aux marchandises et objets que l'autorité sanitaire locale considère comme contaminés.

Toutefois, en cas de peste ou de choléra, les marchandises ou objets énumérés ci-après peuvent être soumis à la désinfection ou même prohibés à l'entrée, indépendamment de toute constatation qu'ils seraient ou non contaminés :

1° Les linges de corps, hardes et vêtements portés (effets à usage), les literies ayant servi.

Lorsque ces objets sont transportés comme bagages ou à la suite d'un changement de domicile (objets d'installation), ils ne peuvent être prohibés et sont soumis au régime de l'article 20.

Les paquets laissés par les soldats et les matelots et renvoyés dans leur patrie après décès sont assimilés aux objets compris dans le premier alinéa du 1° ;

2° Les chiffons et drilles, à l'exception, quant au choléra, des chiffons comprimés qui sont transportés comme marchandises en gros par ballots cerclés.

Ne peuvent être interdits les déchets neufs provenant directement d'ateliers de filatures, de tissage, de confection ou de blanchiment ; les laines artificielles (Kunstwolle, Shoddy) et les rognures de papier neuf.

Art. 14. — Il n'y a pas lieu d'interdire le transit des marchandises et d'objets spécifiés aux 1° et 2° de l'article qui précède, s'ils sont emballés de telle sorte qu'ils ne puissent être manipulés en route.

De même, lorsque les marchandises ou objets transportés de telle façon qu'en cours de route ils n'aient pu être en contact avec les objets souillés, leur transit à travers une circonscription territoriale contaminée ne doit pas être un obstacle à leur entrée dans le pays de destination.

Art. 15. — Les marchandises et objets spécifiés aux 1° et 2° de l'article 13 ne tombent par sous l'application des mesures de prohibition à l'entrée, s'il est démontré à l'autorité du pays de destination qu'ils ont été expédiés cinq jours au moins avant le début de l'épidémie.

Art. 16. — Le mode et l'endroit de la désinfection, ainsi que les procédés à employer pour assurer la destruction des rats, des insectes et des moustiques, sont fixés par l'autorité du pays de destination. Ces opérations doivent être faites de manière à nedétériorer les objets que le moins possible. Les hardes, vieux chiffons, pansements infectés, papiers et autres objets de peu de valeur peuvent être détruits par le feu.

Il appartient à chaque État de régler la question relative au payement éventuel des dommages-intérêts résultant de la désinfection, ainsi que de la destruction des objets ci-dessus visés et de celle des rats, des insectes et des moustiques.

Si, à l'occasion des mesures prises pour la destruction des rats, des insectes et des moustiques à bord des navires, des taxes sont perçues par l'autorité sanitaire, soit directement, soit par l'intermédiaire d'une société ou d'un particulier, le taux de ces taxes doit être fixé par un tarif publié d'avance et établi de façon à ce qu'il ne puisse résulter de l'ensemble de son application une source de bénéfice pour l'État ou pour l'administration sanitaire.

Art. 17. — Les lettres et correspondances, imprimés, livres, journaux, papiers d'affaires, etc. (non compris les colis postaux), ne sont soumis à aucune restriction ni désinfection.

En cas de fièvre jaune, les colis postaux ne sont soumis à aucune restriction ni désinfection.

Art. 18. — Les marchandises, arrivant par terre ou par mer, ne peuvent être retenues aux frontières ou dans les ports.

Les seules mesures qu'il soit permis de prescrire à leur égard sont spécifiées dans les articles 13 et 16 ci-dessus.

Toutefois si des marchandises, arrivant par mer en vrac ou dans des emballages défectueux, ont été, pendant la traversée, contaminées par des rats reconnus pesteux et si elles ne peuvent être désinfectées, la destruction des germes peut être assurée par leur mise en dépôt pendant une durée maxima de deux semaines.

Il est entendu que l'application de cette dernière mesure ne doit entraîner aucun délai pour le navire ni des frais extraordinaires résultant du défaut d'entrepôts dans les ports.

Art. 19. — Lorsque les marchandises ont été désinfectées, par application des prescriptions de l'article 13, ou mises en dépôt temporaire, en vertu du troisième alinéa de l'article 18, le propriétaire ou son représentant a le droit de réclamer de l'autorité sanitaire qui a ordonné la désinfection ou le dépôt un certificat indiquant les mesures prises.

Art. 20. — La désinfection du linge sale, des hardes, vêtements et objets qui font partie de bagages ou de mobiliers (objets d'installation) provenant d'une circonscription territoriale contaminée n'est effectuée qu'en cas de peste ou de choléra et seulement lorsque l'autorité sanitaire les considère comme contaminés.

## Section III. — *Mesures dans les ports et aux frontières.*

### *A.* — Classification des navires.

Art. 21. — Est considéré comme *infecté,* le navire qui a la peste, le choléra ou la fièvre jaune à bord ou qui a présenté un ou plusieurs cas de peste, de choléra ou de fièvre jaune depuis sept jours.

Est considéré comme *suspect,* le navire à bord duquel il y a eu des cas de peste, de choléra ou de fièvre jaune au moment du départ ou pendant la traversée, mais aucun cas nouveau depuis sept jours.

Est considéré comme *indemne* bien que venant d'un port contaminé, le navire qui n'a eu ni décès ni cas de peste, de choléra ou de fièvre jaune à bord soit avant le départ, soit pendant la traversée, soit au moment de l'arrivée.

### *B.* — Mesures concernant la peste.

Art. 22. — Les navires *infectés de peste* sont soumis au régime suivant :

1° Visite médicale ;

2° Les malades sont immédiatement débarqués et isolés ;

3° Les personnes qui ont été en contact avec les malades et celles que l'autorité sanitaire du port a des raisons de considérer comme suspectes sont débarquées si possible. Elles peuvent être soumises soit à l'observation (1), soit à la surveillance (2), soit à une observation suivie de surveillance, sans que la durée totale de ces mesures puisse dépasser cinq jours, à dater de l'arrivée.

Il appartient à l'autorité sanitaire du port d'appliquer celle de ces mesures qui lui paraît préférable selon la date du dernier cas, l'état du navire et les possibilités locales ;

(1) Le mot «observation» signifie : isolement des voyageurs, soit à bord d'un navire, soit dans une station sanitaire, avant qu'ils n'obtiennent la libre pratique.

(2) Le mot «surveillance» signifie que les voyageurs ne sont pas isolés, qu'ils obtiennent tout de suite la libre pratique, mais sont signalés à l'autorité dans les diverses localités où ils se rendent et soumis à un examen médical constatant leur état de santé.

4° Le linge sale, les effets à usage et les objets d'équipage(1) et des passagers qui, de l'avis de l'autorité sanitaire, sont considérés comme contaminés, sont désinfectés;

5° Les parties du navire qui ont été habitées par des pesteux ou qui, de l'avis de l'autorité sanitaire, sont considérées comme contaminées, doivent être désinfectées;

6° La destruction des rats du navire doit être effectuée avant ou après le déchargement de la cargaison, en évitant autant que possible de détériorer les marchandises, les tôles et les machines. L'opération doit être faite le plus tôt et le plus rapidement possible et, en tout cas, ne doit pas durer plus de quarante-huit heures.

Pour les navires sur lest, cette opération doit se faire le plus tôt possible avant le chargement.

Art. 23. — Les navires *suspects de peste* sont soumis aux mesures qui sont indiquées sous les numéros 1, 4, 5 et 6 de l'article 22.

En outre, l'équipage et les passagers peuvent être soumis à une surveillance qui ne dépassera pas cinq jours à dater de l'arrivée du navire. On peut pendant le même temps, empêcher le débarquement de l'équipage, sauf pour raisons de service.

Art. 24. — Les navires *indemnes de peste* sont admis à la libre pratique immédiate, quelle que soit la nature de leur patente.

Le seul régime que peut prescrire à leur sujet l'autorité du port d'arrivée consiste dans les mesures suivantes :

1° Visite médicale;

2° Désinfection du linge sale, des effets à usage et des autres objets de l'équipage et des passagers, mais seulement dans les cas exceptionnels, lorsque l'autorité sanitaire a des raisons spéciales de croire à leur contamination;

3° Sans que la mesure puisse être érigée en règle générale, l'autorité sanitaire peut soumettre les navires venant d'un port contaminé à une opération destinée à détruire les rats à bord, avant ou après le déchargement de la cargaison. Cette opération doit être faite le plus tôt et le plus rapidement possible et, en tout cas,

(1) Le mot «équipage» s'applique aux personnes qui font ou ont fait partie de l'équipage ou du personnel du service du bord, y compris les maîtres d'hôtel, garçons, cafedji, etc.. C'est dans ce sens qu'il faut comprendre ce mot chaque fois qu'il est employé dans la présente Convention.

ne doit pas durer plus de vingt-quatre heures, en évitant d'entraver la circulation des passagers et de l'équipage entre le navire et la terre ferme et, autant que possible, de détériorer les marchandises les tôles et les machines. Pour les navires sur lest, il sera procédé s'il y a lieu, à cette opération le plus tôt et le plus rapidement possible et, en tout cas, avant le chargement.

L'équipage et les passagers peuvent être soumis à une surveillance qui ne dépassera pas cinq jours à compter de la date où le navire est parti du port contaminé. On peut également, pendant le même temps, empêcher le débarquement de l'équipage, sauf pour raisons de service.

L'autorité compétente du port d'arrivée peut toujours réclamer sous serment un certificat du médecin du bord ou, à son défaut, du capitaine, attestant qu'il n'y a pas eu de cas de peste sur le navire depuis le départ et qu'une mortalité insolite des rats n'a pas été constatée.

Art. 25. — Lorsque, sur un navire indemne, des rats ont été reconnus pesteux après examen bactériologique, ou bien que l'on constate parmi ces rongeurs une mortalité insolite, il y a lieu de faire application des mesures suivantes :

I. — Navires avec rats pesteux :

*a*) Visite générale ;

*b*) Les rats doivent être détruits, avant ou après le déchargement de la cargaison, en évitant autant que possible de détériorer les marchandises, les tôles et les machines. L'opération doit être faite le plus tôt et le plus rapidement possible et, en tout cas, ne pas durer plus de quarante-huit heures. Les navires sur lest subissent cette opération le plus tôt et le plus rapidement possible et, en tout cas, avant le chargement ;

*c*) Les parties du navire et les objets que l'autorité sanitaire locale juge être contaminés sont désinfectés ;

*d*) Les passagers et l'équipage peuvent être soumis à une surveillance dont la durée ne doit pas dépasser cinq jours comptés à partir de la date d'arrivée.

II. — Navires où est constatée une mortalité insolite des rats :

*a*) Visite médicale ;

*b*) L'examen des rats au point de vue de la peste sera fait autant, et aussi vite, que possible ;

*c*) Si la destruction des rats est jugée nécessaire, elle aura lieu dans les conditions indiquées ci-dessus relativement aux navires avec rats pesteux ;

*d*) Jusqu'à ce que tout soupçon soit écarté, les passagers et l'équipage peuvent être soumis à une surveillance, dont la durée ne dépassera pas cinq jours, comptés à partir de la date d'arrivée.

Art. 26. — Il est recommandé que les navires soient soumis à la dératisation périodique pratiquée au moins une fois tous les six mois. L'autorité sanitaire du port, où la dératisation a été effectuée, délivre au capitaine, à l'armateur ou à son agent, toutes les fois que la demande en est faite, un certificat constatant la date de l'opération, le port où elle a été faite et la technique employée.

Il est recommandé que les autorités sanitaires des ports, où touchent les navires qui pratiquent la dératisation périodique, tiennent compte des certificats susvisés dans l'appréciations des mesures à prendre, notamment en ce qui concerne les prescriptions du N° 3 du deuxième alinéa de l'article 24.

*C*. — Mesures concernant le choléra.

Art. 27. — Les navires *infectés de choléra* sont soumis au régime suivant:

1° Visite médicale ;

2° Les malades sont immédiatement débarqués et isolés ;

3° Les autres personnes peuvent être également débarquées et soumises, à dater de l'arrivée du navire, à une observation ou à une surveillance dont la durée variera, selon l'état sanitaire du navire et selon la date du dernier cas, sans pouvoir dépasser cinq jours ; à la condition que ce délai ne soit pas dépassé, l'autorité sanitaire peut procéder à l'examen bactériologique dans la mesure nécessaire ;

4° Le linge sale, les effets à usage et les objets de l'équipage et des passagers qui, de l'avis de l'autorité sanitaire du port, sont considérés comme contaminés, sont désinfectés ;

5° Les parties du navire qui ont été habitées par les malades atteints de choléra ou qui sont considérées par l'autorité sanitaire comme contaminées sont désinfectées ;

6° Lorsque l'eau potable emmagasinée à bord est considérée comme suspecte, elle est déversée après désinfection et remplacée, s'il y a lieu, par une eau de bonne qualité.

L'autorité sanitaire peut interdire le déversement dans les ports de l'eau de lest (water-ballast) si elle a été puisée dans un port contaminé, à moins qu'elle n'ait été préalablement désinfectée.

Il peut être interdit de laisser s'écouler ou de jeter dans les eaux du port des déjections humaines, ainsi que les eaux résiduaires du navire, à moins de désinfection préalable.

Art. 28. — Les navires *suspects de choléra* sont soumis aux mesures qui sont prescrites sous les numéros 1, 4, 5 et 6 de l'article 27.

L'équipage et les passagers peuvent être soumis à une surveillance qui ne doit pas dépasser cinq jours à dater de l'arrivée du navire. Il est recommandé d'empêcher, pendant le même temps, le débarquement de l'équipage, sauf pour raisons de service.

A la condition que les mesures prévues dans l'alinéa précédent ne soient pas aggravées, l'autorité sanitaire peut procéder à l'examen bactériologique dans la mesure nécessaire.

L'autorité sanitaire peut interdire le déversement dans les ports de l'eau de lest (water-ballast) si elle a été puisée dans un port contaminé, à moins qu'elle n'ait été préalablement désinfectée.

Art. 29. — Les navires *indemnes de choléra* sont admis à la libre pratique immédiate, quelle que soit la nature de leur patente.

Le seul régime que puisse prescrire à leur sujet l'autorité du port d'arrivée consiste dans les mesures prévues aux numéros 1, 4 et 6 de l'article 27.

L'autorité sanitaire peut interdire le déversement dans les ports de l'eau de lest (water-ballast) si elle a été puisée dans un port contaminé, à moins qu'elle n'ait été préalablement désinfectée.

L'équipage et les passagers peuvent être soumis, au point de vue de leur état de santé, à une surveillance qui ne doit pas dépasser cinq jours à compter de la date où le navire est parti du port contaminé.

Il est recommandé d'empêcher, pendant le même temps, le débarquement de l'équipage sauf pour raisons de service.

L'autorité compétente du port d'arrivée peut toujours réclamer sous serment un certificat du médecin du bord ou, à son défaut, du capitaine, attestant qu'il n'y a pas eu de cas de choléra sur le navire depuis le départ.

*D.* — Mesures concernant la fièvre jaune.

ART. 30. — Les navires *infectés de fièvre jaune* sont soumis au régime suivant :

1° Visite médicale ;

2° Les malades sont débarqués dans des conditions les mettant à l'abri des piqures des moustiques, et dûment isolés ;

3° Les autres personnes peuvent être également débarquées et soumises, à dater de l'arrivée, à une observation ou surveillance qui ne dépassera pas six jours ;

4° Les navires doivent mouiller, autant que possible, à 200 mètres de la côte ;

5° Si possible, il est procédé à bord à l'extermination des moustiques, avant le déchargement des marchandises. Si cela n'est pas possible, on prendra toutes les mesures nécessaires afin d'éviter que le personnel employé au déchargement ne soit infecté. Ce personnel est soumis à une surveillance qui ne peut pas dépasser six jours à dater du moment où il a cessé de travailler à bord.

ART. 31. — Les navires *suspects de fièvre jaune* sont soumis aux mesures qui sont indiquées sous les numéros 1, 4 et 5 de l'article précédent.

En outre, l'équipage et les passagers peuvent être soumis à une surveillance qui ne dépassera pas six jours à dater de l'arrivée du navire.

ART. 32. — Les navires *indemnes de fièvre jaune* sont admis à la libre pratique immédiate, après la visite médicale, qu'elle que soit la nature de leur patente.

ART. 33. — Les mesures prévues dans les articles 30 et 31 ne concernent que les pays où il existe des *stegomya*. Dans les autres pays, elles sont appliquées dans la mesure jugée nécessaire par l'autorité sanitaire.

*E.* — Dispositions communes aux trois maladies.

Art. 34. — L'autorité compétente tiendra compte, pour l'application des mesures indiquées dans les articles 22 à 33, de la présence d'un médecin et d'appareils de désinfection (étuves) à bords des navires des trois catégories susmentionnées.

En ce qui concerne la peste, elle aura égard également à l'installation à bord d'appareils de destruction des rats.

Les autorités sanitaires des États avec lesquels il conviendrait de s'entendre sur ce point pourront dispenser de la visite médicale et d'autres mesures les navires indemnes qui auraient à bord un médecin spécialement commissionné par leur pays.

Art. 35. — Des mesures spéciales, notamment pour ce qui concerne le choléra, l'examen bactériologique, peuvent être prescrites à l'égard de tout navire offrant de mauvaises conditions d'hygiène ou des navires encombrés.

Art. 36. — Tout navire qui ne veut pas se soumettre aux obligations imposées par l'autorité du port en vertu des stipulations de la présente convention est libre de reprendre la mer.

Il peut être autorisé à débarquer ses marchandises après que les précautions nécessaires auront été prises, savoir :

1° Isolement du navire, de l'équipage et des passagers ;

2° En ce qui concerne la peste, demande de renseignements relatifs à l'existence d'une mortalité insolite parmi les rats ;

3° En ce qui concerne le choléra, remplacement, par une eau de bonne qualité, de l'eau potable emmagasinée à bord, lorsque celle-ci est considérée comme suspecte.

Il peut également être autorisé à débarquer les passagers qui en font la demande, à la condition que ceux-ci se soumettent aux mesures prescrites par l'autorité locale.

Art. 37. — Les navires d'une provenance contaminée, qui ont été l'objet de mesures sanitaires appliquées d'une façon suffisante, dans un port appartenant à l'un des pays contractants, ne subiront pas une seconde fois ces mesures à leur arrivée dans un port nouveau, que celui-ci appartienne ou non au même pays, à la condition qu'il ne se soit produit, depuis lors, aucun incident entraînant l'application des mesures sanitaires prévues ci-dessus et qu'ils n'aient pas fait escale dans un port contaminé.

N'est pas considéré comme ayant fait escale dans un port, le navire qui, sans avoir été en communication avec la terre ferme, débarque seulement des passagers et leurs bagages ainsi que la malle postale, ou embarque seulement la malle postale ou des passagers, munis ou non de bagages, et qui n'ont pas communiqué avec ce port ni avec une circonscription contaminée. S'il s'agit de fièvre jaune, le navire doit, en outre, s'être tenu éloigné des côtes autant que possible et au moins à 200 mètres pour empêcher l'invasion des moustiques.

Art. 38. — L'autorité du port qui applique des mesures sanitaires délivre au capitaine, à l'armateur ou à son agent, toutes les fois que la demande en est faite, un certificat spécifiant la nature des mesures et les raisons pour lesquelles elles ont été appliquées.

Art. 39. — Les passagers arrivés par un navire infecté ont la faculté de réclamer de l'autorité sanitaire du port un certificat indiquant la date de leur arrivée et les mesures auxquelles ils ont été soumis, ainsi que leurs bagages.

Art. 40. — Les bateaux de cabotage feront l'objet d'un régime spécial à établir d'un commun accord entre les pays intéressés.

Art. 41. — Les Gouvernements des États riverains d'une même mer peuvent, en tenant compte de leurs situations spéciales et pour rendre plus efficace et moins gênante l'application des mesures sanitaires prévues par la convention, conclure entre eux des accords particuliers.

Art. 42. — Il est désirable que le nombre des ports pourvus d'une organisation et d'un outillage suffisants pour recevoir un navire, quel que soit son état sanitaire, soit pour chaque État, en rapport avec l'importance du trafic et de la navigation. Toutefois, sans préjudice du droit qu'ont les Gouvernements de se mettre d'accord pour organiser des stations sanitaires communes, chaque pays doit pourvoir au moins un des ports du littoral de cet outillage.

En outre, il est recommandé que tous les grands ports de navigation maritime soient outillées de telle façon qu'au moins les navires indemnes puissent y subir, dès leur arrivée, les mesures sanitaires prescrites et ne soient pas envoyés, à cet effet, dans un autre port.

Les Gouvernements feront connaître les ports qui sont ouverts chez eux aux provenances de ports contaminés de peste, de choléra ou de fièvre jaune et, en particulier, ceux qui sont ouverts aux navires infestés et suspects.

Art. 43. — Il est recommandé que, dans les grands ports de navigation maritime, il soit établi :

*a)* Un service médical régulier du port et une surveillance médicale permanente de l'état sanitaire des équipages et de la population du port ;

*b)* Un matériel pour le transport des malades et des locaux appropriés à leur isolement, ainsi qu'à l'observation des personnes suspectes ;

*c)* Les installations nécessaires à une désinfection efficace et des laboratoires bactériologiques ;

*d)* Un service d'eau potable non suspecte à l'usage du port et l'application d'un système présentant toute la sécurité possible pour l'enlèvement des déchets et ordures.

Art. 44. — Il est également recommandé aux États contractants de tenir compte, dans le traitement à appliquer aux provenances d'un pays, des mesures que ce dernier a prises pour combattre les maladies infectieuses et pour en empêcher l'exportation.

## Section IV. — *Mesures aux frontières de terre. — Voyageurs. — Chemins de fer. — Zones frontières. — Voies fluviales.*

Art. 45. — Il ne doit pas être établi de quarantaines terrestres.

Seules, les personnes présentant des symptômes de peste, de choléra ou de fièvre jaune peuvent être retenues aux frontières.

Ce principe n'exclut pas le droit, pour chaque État, de fermer au besoin une partie de ses frontières.

Art. 46. — Il importe que les voyageurs soient soumis, au point de vue de leur état de santé, à une surveillance de la part du personnel des chemins de fer.

Art. 47. — L'intervention médicale se borne à une visite des voyageurs et aux soins à donner aux malades. Si cette visite se fait, elle est combinée, autant que possible avec la visite douanière, de manière que les voyageurs soient retenus le moins longtemps possible. Les personnes visiblement indisposées sont seules soumises à un examen médical approfondi.

Art. 48. — Dès que les voyageurs venant d'un endroit contaminé seront arrivés à destination, il serait de la plus haute utilité de les soumettre à une surveillance qui ne devrait pas dépasser, à compter de la date du départ, cinq jours s'il s'agit de peste ou de choléra et six jours s'il s'agit de fièvre jaune.

Art. 49. — Les Gouvernements se réservent le droit de prendre des mesures particulières à l'égard de certaines catégories de personnes, notamment des bohémiens et des vagabonds, ainsi que des émigrants et des personnes voyageant ou passant la frontière par troupes.

Art. 50. — Les voitures affectées au transport des voyageurs, de la poste et des bagages ne peuvent être retenues aux frontières. S'il arrive qu'une de ces voitures soit contaminée ou ait été occupée par un malade atteint de peste ou de choléra, elle sera détachée du train pour être désinfectée le plus tôt possible.

Il en sera de même pour les wagons à marchandises.

Art. 51. — Les mesures concernant le passage aux frontières du personnel des chemins de fer et de la poste sont du ressort des administrations intéressés. Elles sont combinées de façon à ne pas entraver le service.

Art. 52. — Le règlement du trafic frontière et des questions inhérentes à ce trafic, ainsi que l'adoption des mesures exceptionnelles de surveillance, doivent être laissés à des arrangements spéciaux entre les États limitrophes.

Atr. 53. — Il appartient aux Gouvernements des États riverains de régler, par des arrangements spéciaux, le régime sanitaire des voies fluviales.

## TITRE II. — DISPOSITIONS SPÉCIALES AUX PAYS D'ORIENT ET D'EXTRÊME ORIENT

### SECTION I. — *Mesure dans les ports contaminés au départ des navires.*

ART. 54. — Toute personne, y compris les gens de l'équipage, prenant passage à bord d'un navire doit être, au moment de l'embarquement, examinée individuellement, de jour, à terre, pendant le temps nécessaire, par un médecin délégué de l'autorité publique. L'autorité consulaire dont relève le navire peut assister à cette visite.

Par dérogation à cette stipulation, à Alexandrie et à Port-Saïd, la visite médicale peut avoir lieu à bord, quand l'autorité sanitaire locale le juge utile, sous la réserve que les passagers de troisième classe ne seront plus ensuite autorisés à quitter le bord. Cette visite médicale peut être faite de nuit pour les passagers de 1^re^ et de 2^e^ classe, mais non pour les passagers de 3^e^ classe.

### SECTION II. — *Mesures à l'égard des navires ordinaires venant de ports du Nord contaminés et se présentant à l'entrée du canal de Suez ou dans les ports égyptiens.*

ART. 55. — Les navires ordinaires *indemnes* venant d'un port, contaminé de peste ou de choléra, d'Europe ou du bassin de la Méditerranée, et se présentant pour passer le canal de Suez, obtiennent le passage en quarantaine. Ils continuent leur trajet en observation de cinq jours.

ART. 56. — Les navires ordinaires *indemnes*, qui veulent aborder en Égypte, peuvent s'arrêter à Alexandrie ou à Port-Saïd, où les passagers achèveront le temps de l'observation de cinq jours, soit à bord, soit dans une station sanitaire, selon la décision de l'autorité sanitaire locale.

ART. 57. — Les mesures auxquelles seront soumis les navires infectés et suspects, venant d'un port, contaminé de peste ou de choléra, d'Europe ou des rives de la Méditerranée, et désirant aborder dans un des ports d'Egypte ou passer le canal de Suez, seront déterminées par le Conseil sanitaire d'Égypte, conformément aux stipulations de la présente convention.

Les règlements contenant ces mesures devront, pour devenir exécutoires, être acceptés par les diverses puissances représentées au conseil; ils fixeront le régime imposé aux navires, aux passagers et aux marchandises et devront être présentés dans le plus bref délai possible.

### SECTION III. — *Mesures dans la mer Rouge.*

*A.* — Mesures à l'égard des navires ordinaires venant du Sud, se présentant dans les ports de la mer Rouge ou allant vers la Méditerranée.

Art. 58. — Indépendamment des dispositions qui font l'objet de la section III du chapitre 2 du titre 1^er^, concernant la classification et le régime des navires infectés, suspects ou indemnes, les prescriptions spéciales, contenues dans les articles ci-après, sont applicables aux navires ordinaires venant du Sud et entrant dans la mer Rouge.

Art. 59. — Les navires *indemnes* devront avoir complété, ou auront à compléter, en observation, cinq jours pleins à partir du moment de leur départ du dernier port contaminé.

Ils auront la faculté de passer le canal de Suez en quarantaine et entreront dans la Méditerranée en continuant l'observation susdite de cinq jours. Les navires ayant un médecin et une étuve ne subiront pas la désinfection avant le transit en quarantaine.

Art. 60. — Les navires *suspects* sont traités d'une façon différente suivant qu'ils ont ou qu'ils n'ont pas à bord un médecin et un appareil de désinfection (étuve).

*a)* Les navires ayant un médecin et un appareil de désinfection (étuve), remplissant les conditions voulues, sont admis à passer le canal de Suez en quarantaine dans les conditions du règlement pour le transit.

*b)* Les autres navires suspects, n'ayant ni médecin ni appareil de désinfection (étuve), sont, avant d'être admis à transiter en quarantaine, retenus à Suez ou aux Sources de Moïse pendant le temps nécessaire pour exécuter les mesures de désinfection prescrites et s'assurer de l'état sanitaire du navire.

S'il s'agit de navires postaux ou de paquebots spécialement affectés au transport des voyageurs, sans appareil de désinfection (étuve), mais ayant un médecin à bord, si l'autorité locale a l'assurance, par une constatation officielle, que les mesures d'assainissement et de désinfection ont été convenablement pratiquées, soit au point de départ, soit pendant la traversée, le passage en quarantaine est accordée.

S'il s'agit de navires postaux ou de paquebots spécialement affectés au transport des voyageurs, sans appareil de désinfection (étuve), mais ayant un médecin à bord, si le dernier cas de peste ou de choléra remonte à plus de sept jours et si l'état sanitaire du navire est satisfaisant, la libre pratique peut être donnée à Suez, lorsque les opérations réglementaires sont terminées.

Lorsqu'un bateau a un trajet indemne de moins de sept jours, les passagers à destination d'Égypte sont débarqués dans un établissement désigné par le conseil d'Alexandrie et isolés pendant le temps nécessaire pour compléter l'observation de cinq jours. Leur linge sale et leurs effets à usage sont désinfectés. Ils reçoivent alors la libre pratique.

Les bateaux ayant un trajet indemne de moins de sept jours et demandant à obtenir la libre pratique en Égypte sont retenus dans un établissement désigné par le conseil d'Alexandrie le temps nécessaire pour compléter l'observation de cinq jours ; ils subissent les mesures réglementaires concernant les navires suspects.

Lorsque la peste ou le choléra s'est montré exclusivement dans l'équipage, la desinfection ne porte que sur le linge sale de celui-ci, mais sur tout ce linge sale, et s'étend également aux postes d'habitation de l'équipage.

Art. 61. — Les navires *infectés* se divisent en navires avec médecin et appareil de désinfection (étuve) et navires sans médecin et sans appareil de désinfection (étuve).

*a)* Les navires sans médecin et sans appareil de désinfection (étuve) sont arrêtés aux Sources de Moïse (1) ; les personnes présentant des symptômes de peste ou de choléra sont débarquées et isolées dans un hôpital. La désinfection est pratiquée d'une façon complète. Les autres passagers sont débarqués et isolés par groupes composés de personnes aussi peu nombreuses que possible, de manière que l'ensemble ne soit pas solidaire d'un groupe particulier si la peste ou le choléra venait à se développer. Le linge sale, les objets à usage, les vêtements de l'équipage et des passagers sont désinfectés ainsi que le navire.

Il est bien entendu qu'il ne s'agit pas du déchargement des marchandises, mais seulement de la désinfection de la partie qui a été infectée.

Les passagers resteront pendant cinq jours dans un établissement désigné par le conseil sanitaire maritime et quarantenaire d'Egypte. Lorsque les cas de peste ou de choléra remonteront à plusieurs jours, la durée de l'isolement sera diminuée. Cette durée variera selon l'époque de la guérison, de la mort ou de l'isolement du dernier malade. Ainsi, lorsque le dernier cas de peste ou de choléra se sera terminé depuis six jours par la guérison ou la mort, ou que le dernier malade aura été isolé depuis six jours, l'observation durera un jour ; s'il ne s'est écoulé qu'un laps de cinq jours, l'observation sera de deux jours ; s'il ne s'est écoulé qu'un laps de quatre jours, l'observation sera de trois jours ; s'il ne s'est écoulé qu'un laps de trois jours, l'observation sera de quatre jours ; s'il ne s'est écoulé qu'un laps de deux jours ou d'un jour, l'observation sera de cinq jours.

*b)* Les navires avec médecin et appareil de désinfection (étuve) sont arrêtés aux Sources de Moïse. Le médecin du bord doit déclarer, sous serment, quelles sont les personnes à bord présentant des symptômes de peste ou de choléra. Ces malades sont débarqués et isolés.

Après le débarquement de ces malades, le linge sale du reste des passagers, que l'autorité sanitaire considérera comme dangereux, et de l'équipage subira la désinfection à bord.

Lorsque la peste ou le choléra se sera montré exclusivement dans l'équipage, la désinfection du linge ne portera que sur le linge sale de l'équipage et le linge des postes de l'équipage.

Le médecin du bord doit indiquer aussi, sous serment, la partie ou le compartiment du navire et la section de l'hôpital dans lesquels le ou les malades ont été transportés. Il doit déclarer également, sous serment, quelles sont les personnes qui ont été en rapport avec le pestiféré ou le cholérique depuis la première manifestation de la maladie, soit par des contacts directs, soit par des contacts avec des objets qui pourraient être contaminés. Ces seules personnes seront considérées comme suspectes.

La partie ou le compartiment du navire et la section de l'hôpital dans lesquels le ou les malades auront été transportés, seront complètement désinfectés. On entend par « partie du navire » la cabine du malade, les cabines attenantes, le couloir de ces cabines, le pont, les parties du pont sur lesquelles le ou les malades auraient séjourné.

S'il est impossible de désinfecter la partie ou le compartiment du navire qui a été occupé par les personnes atteintes de peste ou de choléra, sans débarquer les personnes déclarées suspectes, ces personnes seront ou placées sur un autre

(1) Les malades sont autant que possible débarqués aux Sources de Moïse ; les autres personnes peuvent subir l'observation dans une station sanitaire désignée par le conseil sanitaire maritime et quarantenaire d'Egypte (lazaret des pilotes).

navire spécialement affecté à cet usage, ou débarquées et logées dans l'établissement sanitaire, sans contact avec les malades, lesquels doivent être placés dans l'hôpital.

La durée de ce séjour sur le navire ou à terre pour la désinfection sera aussi courte que possible et n'excédera pas vingt quatre heures.

Les suspects subiront, soit sur leur bâtiment, soit sur le navire affecté à cet usage, une observation dont la durée variera suivant les cas et dans les termes prévus au 3e alinéa du paragraphe *a*.

Le temps pris par les opérations réglementaires est compris dans la durée de l'observation.

Le passage en quarantaine peut être accordé avant l'expiration des délais indiqués ci-dessus, si l'autorité sanitaire le juge possible. Il sera, en tous cas, accordé lorsque la désinfection aura été accomplie, si le navire abandonne, outre ces malades, les personnes indiquées ci-dessus comme «suspectes».

Une étuve, placée sur un ponton, peut venir accoster le navire pour rendre plus rapide les opérations de désinfection.

Les navires infectés demandant à obtenir la libre pratique en Egypte sont retenus aux Sources de Moïse cinq jours; ils subissent, en outre, les mêmes mesures que celles adoptées pour les navires infectés arrivant en Europe.

*B.* — Mesures à l'égard des navires ordinaires venant de ports contaminés du Hedjaz, en temps de pèlerinage.

Art. 62. — A l'époque du pèlerinage de La Mecque, si la peste ou le choléra sévit au Hedjaz, les navires provenant du Hedjaz ou de toute autre partie de la côte arabique de la mer Rouge, sans y avoir embarqué des pèlerins ou masses analogues et qui n'ont pas eu à bord, durant la traversée, d'accident suspect, sont placés dans la catégorie des navires ordinaires suspects. Il sont soumis aux mesures préventives et au traitement imposés à ces navires.

S'ils sont à destination de l'Egypte, ils subissent, dans un établissement sanitaire désigné par le conseil sanitaire maritime et quarantenaire, une observation de cinq jours, à compter de la date du départ, pour le choléra comme pour la peste. Ils sont soumis, en outre, à toutes les mesures prescrites pour les bateaux suspects (désinfection, etc.) et ne sont admis à la libre pratique qu'après visite médicale favorable.

Il est entendu que si les navires, durant la traversée, ont eu des accidents suspects, l'observation sera subie aux Sources de Moïse et sera de cinq jours, qu'il s'agisse de peste ou de choléra.

Section IV. — *Organisation de la surveillance et de la désinfection à Suez et aux Sources de Moïse.*

Art. 63. — La visite médicale prévue par les règlements est faite pour chaque navire arrivant à Suez par un ou plusieurs médecins de la station; elle est faite de jour pour les provenances des ports contaminés de peste ou de choléra. Elle peut avoir lieu, même la nuit, sur ces navires qui se présentent pour transiter le canal, s'ils sont éclairés à la lumière électrique, et toutes les fois que l'autorité sanitaire locale a l'assurance que les conditions d'éclairage sont suffisantes.

Art. 64. — Les médecins de la station de Suez sont au nombre de sept au moins, un médecin en chef, six titulaires. Ils doivent être pourvus d'un diplôme régulier et choisis de préférence parmi les médecins ayant fait des études spéciales pratiques d'épidémiologie et de bactériologie. Ils sont nommés par le ministre de l'intérieur, sur la présentation du conseil sanitaire maritime et quarantenaire d'Egypte. Ils reçoivent un traitement qui, de 8.000 francs, peut s'élever progressivement à 12.000 francs pour les six médecins et de 12.000 à 15.000 francs pour le médecin en chef.

Si le service médical était encore insuffisant, on aurait recours aux médecins de la marine des différents états : ces médecins seraient placés sous l'autorité du médecin en chef de la station sanitaire.

Art. 65. — Un corps de gardes sanitaires est chargé d'assurer la surveillance et l'exécution des mesures de prophylaxie appliquées dans le canal de Suez, à l'établissement des Sources de Moïse et à Tor.

Art. 66. — Ce corps comprend dix gardes.

Il est recruté parmi les anciens sous-officiers des armées et marines européennes et égyptiennes.

Les gardes sont nommés, après que leur compétence a été constatée par le conseil, dans les formes prévues à l'article 14 du décret khédivial du 19 juin 1893.

Art. 67. — Les gardes sont divisés en deux classes :

La première classe comprend quatre gardes.

La 2e comprend six gardes.

Art. 68. — La solde annuelle allouée aux gardes est pour :

La première classe, de 160 l. ég. à 200 l. ég. ;

La 2e classe, de 120 l. ég. à 168 l. ég., avec augmentation progressive jusqu'à ce que le maximum soit atteint.

Art. 69. — Les gardes sont investis du caractère d'agents de la force publique, avec droit de réquisition en cas d'infraction aux règlements sanitaires.

Ils sont placés sous les ordres immédiats du directeur de l'office de Suez ou de Tor.

### Section V. — *Passage en quarantaine du canal de Suez.*

Art. 70. — L'autorité sanitaire de Suez accorde le passage en quarantaine. Le conseil en est immédiatement informé.

Dans les cas douteux, la décision est prise par le conseil.

Art. 71. — Dès que l'autorisation prévue à l'article précédent est accordée, un télégramme est adressé à l'autorité désignée par chaque puissance. L'expédition du télégramme est faite au frais du navire.

Art. 72. — Chaque puissance édictera des dispositions pénales contre les bâtiments qui, abandonnant le parcours indiqué par le capitaine, aborderaient indûment un des ports du territoire de cette puissance. Seront exceptés les cas de force majeure et de relâche forcée.

Art. 73. — Lors de l'arraisonnement, le capitaine est tenu de déclarer s'il y a à son bord des équipes de chauffeurs indigènes ou de serviteurs à gages quelconques, non inscrits sur le rôle d'équipage ou de registre à cet usage.

Les questions suivantes sont notamment posées aux équipages de tous les navires se présentant à Suez, venant du Sud. Ils y répondent sous serment :

« Avez-vous des auxiliaires : chauffeurs ou autres gens de service, non inscrits sur le rôle de l'équipage ou sur le registre spécial ? Quelle est leur nationalité ? Où les avez-vous embarqués ? »

Les médecins sanitaires doivent s'assurer de la présence de ces auxiliaires et s'ils constatent qu'il y a des manquants parmi eux, chercher avec soin les causes de l'absence.

ART. 74. — Un officier sanitaire et deux gardes sanitaires montent à bord. Ils doivent accompagner le navire jusqu'à Port-Saïd. Ils ont pour mission d'empêcher les communications et de veiller à l'exécution des mesures prescrites pendant la traversée du canal.

ART. 75. — Tout embarquement ou débarquement et tout transbordement de passagers ou de marchandises sont interdits pendant le parcours du canal de Suez à Port-Saïd.

Toutefois, les voyageurs peuvent s'embarquer à Port-Saïd en quarantaine.

ART. 76. — Les navires transitant en quarantaine doivent effectuer le parcours de Suez à Port-Saïd sans garage.

En cas d'échouage ou de garage indispensable, les opérations nécessaires sont effectuées par le personnel du bord, en évitant toute communication avec le personnel de la compagnie du canal de Suez.

ART. 77. — Les transports de troupes par bateaux suspects ou infectés transitant en quarantaine sont tenus de traverser le canal seulement de jour. S'ils doivent séjourner de nuit dans le canal, ils prennent leur mouillage au lac Timsah ou dans le grand lac.

ART. 78. — Le stationnement des navires transitant en quarantaine est interdit dans le port de Port-Saïd, sauf dans les cas prévus aux articles 75, (alinéa 2) et 79.

Les opérations de ravitaillement doivent être pratiquées avec les moyens du bord.

Les chargeurs ou toutes autres personnes qui seraient montés à bord, sont isolés sur le ponton quarantenaire. Leurs vêtements y subissent la désinfection réglementaire.

ART. 79. — Lorsqu'il est indispensable, pour les navires transitant en quarantaine, de prendre du charbon à Port-Saïd, ces navires doivent exécuter cette opération dans un endroit offrant les garanties nécessaires d'isolement et de surveillance sanitaire, qui sera indiqué par le conseil sanitaire. Pour les navires à bord desquels une surveillance efficace de cette opération est possible et où tout contact avec les gens du bord peut être évité, le charbon par les ouvriers du port est autorisé. La nuit, le lieu de l'opération doit être éclairé à la lumière électrique.

ART. 80. — Les pilotes, les électriciens, les agents de la compagnie et les gardes sanitaires sont déposés à Port-Saïd, hors du port, entre les jetées, et de là conduits directement au ponton de quarantaine, où leurs vêtements subissent la désinfection lorsqu'elle est jugée nécessaire.

Art. 81. — Les navires de guerre ci-après déterminés bénéficient, pour le passage du canal de Suez, des dispositions suivantes :

Ils seront reconnus indemnes par l'autorité quarantenaire sur la production d'un certificat émanant des médecins du bord, contresigné par le commandant et affirmant sous serment :

*a)* Qu'il n'y a eu à bord, soit au moment du départ, soit pendant la traversée, aucun cas de peste ou de choléra ;

*b)* Qu'une visite minutieuse de toutes les personnes existant à bord, sans exception, a été passée moins de douze heures avant l'arrivée dans le port égyptien et qu'elle n'a révélé aucun cas de ces maladies.

Ces navires sont exempts de la visite médicale et reçoivent immédiatement libre pratique, à la condition qu'ils aient complété, à partir de leur départ du dernier port contaminé, une période de cinq jours pleins.

Ceux de ces navires qui n'ont pas complété la période exigée, peuvent transiter le canal en quarantaine sans subir la visite médicale, pourvu qu'ils produisent le susdit certificat à l'autorité quarantenaire.

L'autorité quarantenaire a néanmoins le droit de faire pratiquer par ses agents, la visite médicale à bord des navires de guerre toutes les fois qu'elle le juge nécessaire.

Les navires de guerre, suspects ou infectés, seront soumis aux règlements en vigueur.

Ne sont considérés comme navires de guerre que les unités de combat. Les bateaux-transports, les navires-hôpitaux entrent dans la catégorie des navires ordinaires.

Art. 82. — Le conseil sanitaire, maritime et quarantenaire d'Egypte est autorisé à organiser le transit du territoire égyptien, par voie ferrée, des malles postales et des passagers ordinaires venant de pays contaminés dans des trains quarantenaires sous les conditions déterminées dans l'annexe I.

## Section VI. — *Régime sanitaire applicable au golfe Persique.*

Art. 83. — La réglementation sanitaire telle qu'elle est instituée par les articles de la présente convention sera appliquée, en ce qui concerne les navires pénétrant dans le golfe Persique, par les autorités sanitaires des ports d'arrivée.

Cette réglementation est soumise, sous le rapport de la classification des navires ainsi que du régime à leur faire subir dans le golfe Persique, aux trois réserves suivantes :

1° La surveillance des passagers et de l'équipage sera toujours remplacée par une observation de même durée ;

2° Les navires indemnes ne pourront y recevoir libre pratique qu'à la condition d'avoir complété cinq jours pleins à partir du moment de leur départ du dernier port contaminé ;

3° En ce qui concerne les navires suspects, le délai de cinq jours pour l'observation de l'équipage et des passagers comptera à partir du moment où il n'existe plus de cas de peste ou de choléra à bord.

## TITRE III. — DISPOSITIONS SPÉCIALES AUX PÈLERINAGES

### CHAPITRE PREMIER. — Prescriptions générales.

Art. 84. — Les dispositions de l'article 54 du titre II sont applicables aux personnes et objets à destination du Hedjaz ou de l'Irak-Arabi et qui doivent être embarqués à bord d'un navire à pèlerins, alors même que le port d'embarquement ne serait pas contaminé de peste ou de choléra.

Art. 85. — Lorsqu'il existe des cas de peste ou de choléra dans le port, l'embarquement ne se fait à bord des navires à pèlerins qu'après que les personnes réunies en groupes ont été soumises à une observation permettant de s'assurer qu'aucune d'elles n'est atteinte de la peste ou du choléra.
Il est entendu que, pour exécuter cette mesure, chaque gouvernement peut tenir compte des circonstances et possibilités locales.

Art. 86. — Les pèlerins sont tenus, si les cisconstances locales le permettent, de justifier des moyens strictement nécessaires pour accomplir le pèlerinage, spécialement du billet d'aller et retour.

Art. 87. — Les navires à vapeur sont seuls admis à faire le transport des pèlerins au long cours. Ce transport est interdit aux autres bateaux.

Art. 88. — Les navires à pèlerins, faisant le cabotage, destinés aux transports de courte durée dit « voyages au cabotage » sont soumis aux prescriptions contenues dans le règlement spécial, applicable au pèlerinage du Hedjaz, qui sera publié par le conseil de santé de Constantinople, conformément aux principes édictés dans la présente convention.

Art. 89. — N'est pas considéré comme navires à pèlerins celui qui, outre ses passagers ordinaires, parmi lesquels peuvent être compris les pèlerins des classes supérieures, embarque des pèlerins de la dernière classe, en proportion moindre d'un pèlerin par 100 tonneaux de jauge brute.

Art. 90. — Tout navire à pèlerins se trouvant dans les eaux ottomanes doit se conformer aux prescriptions contenues dans le règlement spécial applicable au pèlerinage du Hedjaz qui sera publié par le conseil de santé de Constantinople conformément aux principes édictés dans la présente convention.

Art. 91. — Le capitaine est tenu de payer la totalité des taxes sanitaires exigibles des pèlerins. Elles doivent être comprises dans le prix du billet.

Art. 92. — Autant que faire se peut, les pèlerins qui débarquent ou embarquent dans les stations sanitaires ne doivent avoir entre eux aucun contact sur les points de débarquement.
Les pèlerins débarqués peuvent être répartis au campement en groupes aussi peu nombreux que possible.
Il est nécessaire de leur fournir une bonne eau potable, soit qu'on la trouve sur place, soit qu'on l'obtienne par distillation.

Art. 93. — Lorsqu'il y a de la peste ou du choléra au Hedjaz, les vivres emportés par les pèlerins sont détruits si l'autorité sanitaire le juge nécessaire.

## CHAPITRE II. — Navires à pèlerins. — Installations sanitaires.

### SECTION I. — *Conditionnement général des navires.*

ART. 94. — Le navire doit pouvoir loger les pèlerins dans l'entrepont.
En dehors de l'équipage, le navire doit fournir à chaque individu, quel que soit son âge, une surface de 1 m. 50 c. carrés, c'est à-dire 16 pieds carrés anglais, avec une hauteur d'entrepont d'environ 1 m. 80.
Pour les navires qui font le cabotage, chaque pèlerin doit disposer d'un espace d'au moins deux mètres de largeur dans le long des plats-bords du navire.

ART. 95. — De chaque côté du navire, sur le pont, doit être réservé un endroit dérobé à la vue et pourvu d'une pompe à main, de manière à fournir de l'eau de mer pour les besoins des pèlerins. Un local de cette nature doit être exclusivement affecté aux femmes.

ART. 96. — Le navire doit être pourvu, outre les lieux d'aisances à l'usage de l'équipage, de latrines à effet d'eau ou pourvues d'un robinet dans la proportion d'au moins une latrine pour chaque centaine de personnes embarquées.
Des latrines doivent être affectées exclusivement aux femmes.
Des lieux d'aisances ne doivent pas exister dans les entreponts ni dans la cale.

ART. 97. — Le navire doit être muni de deux locaux affectés à la cuisine personnelle des pèlerins. Il est interdit aux pèlerins de faire du feu ailleurs, notamment sur le pont.

ART. 98. — Des locaux d'infirmerie offrant de bonnes conditions de sécurité et de salubrité doivent être réservés au logement des malades.
Ils seront disposés de manière à pouvoir isoler, d'après le genre de maladie, les personnes atteintes d'affections transmissibles.
L'infirmerie doit pouvoir recevoir au moins 5 p. 100 des pèlerins embarqués à raison de trois mètres carrés par tête.

ART. 99. — Chaque navire doit avoir à bord les médicaments, les désinfectants et les objets nécessaires aux soins des malades. Les règlements faits pour ce genre de navires par chaque gouvernement doivent déterminer la nature et la quantité des médicaments (1). Les soins et les remèdes sont fournis gratuitement aux pèlerins.

ART. 100. — Chaque navire embarquant des pèlerins doit avoir à bord un médecin régulièrement diplômé et commissionné par le gouvernement du pays auquel le navire appartient ou par le gouvernement du port où le navire prend des pèlerins. Un second médecin doit être embarqué dès que le nombre des pèlerins portés sur le navire dépasse mille.

ART. 101. — Le capitaine est tenu de faire apposer à bord, dans un endroit apparent et accessible aux intéressés, des affiches rédigées dans les principales langues des pays habités par les pèlerins à embarquer, et indiquant :

1° La destination du navire ;
2° Le prix des billets ;

(1) Il est désirable que chaque navire soit muni des principaux agents d'immunisation (sérum antipesteux, vaccin de Haffkine, etc.).

3° La ration journalière en eau et en vivres allouée à chaque pèlerin ;

4° Le tarif des vivres non compris dans la ration journalière et devant être payés à part.

Art. 102. — Les gros bagages des pèlerins sont enregistrés, numérotés et placés dans la cale. Les pèlerins ne peuvent garder avec eux que les objets strictement nécessaires. Les règlements faits pour ses navires par chaque gouvernement en déterminent la nature, la quantité et les dimensions.

Art. 103. — Les prescriptions du chapitre premier, du chapitre II (sections 1, 2 et 3), ainsi que du chapitre III du présent titre, seront affichées, sous la forme d'un règlement, dans la langue de la nationalité du navire ainsi que dans les principales langues des pays habités par les pèlerins à embarquer, en un endroit apparent et accessible, sur chaque pont et entrepont de tout navire transportant des pèlerins.

### Section. II. — *Mesures à prendre avant le départ.*

Art. 104. — Le capitaine, ou à défaut du capitaine, le propriétaire ou l'agent de tout navire à pèlerins est tenu de déclarer à l'autorité compétente du port de départ son intention d'embarquer des pèlerins, au moins trois jours avant le départ. Dans les ports d'escale, le capitaine ou, à défaut de capitaine, le propriétaire ou l'agent de tout navire à pèlerins est tenu de faire cette même déclaration douze heures avant le départ du navire. Cette déclaration doit indiquer le jour projeté pour le départ et la destination du navire.

Art. 105. — A la suite de la déclaration prescrite par l'article précédent, l'autorité compétente fait procéder, aux frais du capitaine, à l'inspection et au mesurage du navire. L'autorité consulaire dont relève le navire peut assister à cette inspection.

Il est procédé seulement à l'inspection, si le capitaine est déjà pourvu d'un certificat de mesurage délivré par l'autorité compétente de son pays, à moins qu'il n'y ait soupçon que le document ne réponde plus à l'état actuel du navire (1).

Art. 106. — L'autorité compétente ne permet le départ d'un navire à pèlerins qu'après s'être assurée :

*a)* Que le navire a été mis en état de propreté parfaite et, au besoin, désinfecté ;

*b)* Que le navire est en état d'entreprendre le voyage sans danger, qu'il est bien équipé, bien aménagé, bien aéré, pourvu d'un nombre suffisant d'embarcations, qu'il ne contient rien à bord qui soit ou puisse devenir nuisible à la santé ou à la sécurité des passagers, que le pont est en bois ou en fer recouvert de bois ;

*c)* Qu'il existe à bord, en sus de l'approvisionnement de l'équipage et convenablement arrimés, des vivres ainsi que du combustible, le tout de bonne qualité et en quantité suffisante pour tous les pèlerins et pour toute la durée déclarée du voyage ;

---

(1) L'autorité compétente est actuellement : dans les Indes anglaises, un fonctionnaire *(officer)* désigné à cet effet par le gouvernement local (*Native passenger Ships Act*. 1887, art. 7) ; — dans les Indes néerlandaises, le maître du port ; — en Turquie, l'autorité sanitaire ; — en Autriche-Hongrie, l'autorité du port ; — en Italie, le capitaine de port ; — en France, en Tunisie et en Espagne, l'autorité sanitaire ; — en Egypte, l'autorité sanitaire quarantenaire, etc.

*d)* Que l'eau potable embarquée est de bonne qualité et a une origine à l'abri de toute contamination ; qu'elle existe en quantité suffisante ; qu'à bord les réservoirs d'eau potable sont à l'abri de toute souillure et fermés, de sorte que la distribution de l'eau ne puisse se faire que par les robinets ou les pompes. Les appareils de distribution dits « suçoirs » sont absolument interdits ;

*e)* Que le navire possède un appareil distillatoire pouvant produire une quantité d'eau de cinq litres au moins, par tête et par jour, pour toute personne embarquée, y compris l'équipage ;

*f)* Que le navire possède une étuve à désinfection dont la sécurité et l'efficacité auront été constatées par l'autorité sanitaire du port d'embarquement des pèlerins ;

*g)* Que l'équipage comprend un médecin diplômé et commissionné (1), soit par le gouvernement du pays auquel le navire appartient, soit par le gouvernement du port où le navire prend des pèlerins, et que le navire possède des médicaments, le tout conformément aux articles 99 et 100 ;

*h)* Que le pont du navire est dégagé de toutes marchandises et objets encombrants ;

*i)* Que les dispositions du navire sont telles que les mesures prescrites par la section III ci-après peuvent être exécutées.

Art. 107. — Le capitaine ne peut partir qu'autant qu'il ait en mains :

1° Une liste visée par l'autorité compétente et indiquant le nom, le sexe et le nombre total des pèlerins qu'il est autorisé à embarquer ;

2° Une patente de santé constatant le nom, la nationalité et le tonnage du navire, le nom du capitaine, celui du médecin, le nombre exact des personnes embarquées (équipages, pèlerins et autres passagers), la nature de la cargaison, le lieu du départ.

L'autorité compétente indique sur la patente si le chiffre réglementaire des pèlerins est atteint ou non, et, dans le cas où il ne le serait pas, le nombre complémentaire des passagers que le navire est autorisé à embarquer dans les escales subséquentes.

## Section III. — *Mesures à prendre pendant la traversée.*

Art. 108. — Le pont doit, pendant la traversée, rester dégagé des objets encombrants ; il doit être réservé jour et nuit aux personnes embarquées et mis gratuitement à leur disposition.

Art. 109. — Chaque jour, les entreponts doivent être nettoyés avec soin et frottés au sable sec, avec lequel on mélange des désinfectants, pendant que les pèlerins sont sur le pont.

Art. 110. — Les latrines destinées aux passagers, aussi bien que celles de l'équipage, doivent être tenues proprement, nettoyées et désinfectées trois fois par jour.

Art. 111. — Les excrétions et déjections des personnes présentant des symptômes de peste ou de choléra doivent être recueillies dans des vases con-

(1) Exception est faite pour les gouvernements qui n'ont pas de médecins commissionnés.

tenant une solution désinfectante. Ces vases sont vidés dans les latrines, qui doivent être rigoureusement désinfectées après chaque projection de matières.

Art. 112. — Les objets de literie, les tapis, les vêtements qui ont été en contact avec les malades visés dans l'article précédent doivent être immédiatement désinfectés. L'observation de cette règle est spécialement recommandée pour les vêtements des personnes qui approchent ces malades et qui ont pu être souillés.

Ceux des objets ci-dessus qui n'ont pas de valeur doivent être, soit jetés à la mer, si le navire n'est pas dans un port ni dans un canal, soit détruits par le feu. Les autres doivent être portés à l'étuve dans des sacs imperméables lavés avec une solution désinfectante.

Art. 113. — Les locaux occupés par les malades, visés dans l'article 98, doivent être rigoureusement désinfectés.

Art. 114. — Les navires à pèlerins sont obligatoirement soumis à des opérations de désinfection conformes aux règlements en vigueur sur la matière dans le pays dont ils portent le pavillon.

Art. 115. — La quantité d'eau potable mise chaque jour gratuitement à la disposition de chaque pèlerin, quel que soit son âge, doit être d'au moins cinq litres.

Art. 116. — S'il y a doute sur la qualité de l'eau potable ou sur la possibilité de sa contamination, soit à son origine, soit au cours du trajet, l'eau doit être bouillie ou stérilisée autrement et le capitaine est tenu de la rejeter à la mer au premier port de relâche où il lui est possible de s'en procurer de meilleure.

Art. 117. — Le médecin visite les pèlerins, soigne les malades et veille à ce que, à bord, les règles de l'hygiène soient observées. Il doit notamment :

1° S'assurer que les vivres distribués aux pèlerins sont de bonne qualité, que leur quantité est conforme aux engagements pris, qu'ils sont convenablement préparés ;

2° S'assurer que les prescriptions de l'article 115, relatif à la distribution de l'eau, sont observées ;

3° S'il y a doute sur la qualité de l'eau potable, rappeler par écrit au capitaine les prescriptions de l'article 116 ;

4° S'assurer que le navire est maintenu en état constant de propreté, et spécialement que les latrines sont nettoyées conformément aux prescriptions de l'article 110 ;

5° S'assurer que les logements des pèlerins sont maintenus salubres et que, en cas de maladie transmissible, la désinfection est faite conformément aux articles 113 et 114 ;

6° Tenir un journal de tous les incidents sanitaires survenus au cours du voyage et présenter ce journal à l'autorité compétente du port d'arrivée.

Art. 118. — Les personnes chargées de soigner les malades atteints de peste ou de choléra peuvent seules pénétrer auprès d'eux et ne doivent avoir aucun contact avec les autres personnes embarquées.

ART. 119. — En cas de décès survenu pendant la traversée, le capitaine doit mentionner le décès en face du nom sur la liste visée par l'autorité du port de départ et, en outre, inscrire sur son livre de bord le nom de la personne décédée, son âge, sa provenance, la cause présumée de la mort d'après le certificat du médecin et la date du décès.

En cas de décès par maladie transmissible, le cadavre, préalablement enveloppé d'un suaire imprégné d'une solution désinfectante, doit être jeté à la mer.

ART. 120. — Le capitaine doit veiller à ce que toutes les opérations prophylactiques exécutées pendant le voyage soient inscrites sur le livre de bord. Ce livre est présenté par lui à l'autorité compétente du port d'arrivée.

Dans chaque port de relâche, le capitaine doit faire viser par l'autorité compétente la liste dressée en exécution de l'article 107.

Dans le cas où un pèlerin est débarqué en cours de voyage, le capitaine doit mentionner sur cette liste le débarquement en face du nom du pèlerin.

En cas d'embarquement, les personnes embarquées doivent être mentionnées sur cette liste conformément à l'article 107 précité et préalablement au visa nouveau que doit apposer l'autorité compétente.

ART. 121. — La patente délivrée au port de départ ne doit pas être changée au cours du voyage.

Elle est visée par l'autorité sanitaire de chaque port de relâche. Celle-ci y inscrit :

1° Le nombre de passagers débarqués ou embarqués dans ce port ;

2° Les incidents survenus en mer et touchant à la santé ou à la vie des personnes embarquées ;

3° L'état sanitaire du port de relâche.

## SECTION IV. — *Mesures à prendre à l'arrivée des pèlerins dans la mer Rouge.*

*A.* — Régime sanitaire applicable aux navires à pèlerins musulmans venant d'un port contaminé et allant du Sud vers le Hedjaz.

ART. 122. — Les navires à pèlerins venant du Sud et se rendant au Hedjaz doivent, au préalable, faire escale à la station sanitaire de Camaran et sont soumis au régime fixé par les articles 123 à 125.

ART. 123. — Les navires reconnus *indemnes* après visite médicale reçoivent libre pratique, lorsque les opérations suivantes sont terminées :

Les pèlerins sont débarqués ; ils prennent une douche lavage ou un bain de mer ; leur linge sale, la partie de leurs effets à usage et de leurs bagages qui peut être suspecte, d'après l'appréciation de l'autorité sanitaire, sont désinfectés ; la durée de ces opérations, en y comprenant le débarquement et l'embarquement, ne doit pas dépasser quarante-huit heures.

Si aucun cas avéré ou suspect de peste ou de choléra n'est constaté pendant ces opérations, les pèlerins seront rembarqués immédiatement et le navire se dirigera vers le Hedjaz.

Pour la peste, les prescriptions de l'article 24 et de l'article 25 sont appliquées en ce qui concerne les rats pouvant se trouver à bord des navires.

ART. 124. — Les navires *suspects*, à bord desquels il y a eu des cas de peste ou de choléra au moment du départ, mais aucun cas nouveau de peste ou de choléra depuis sept jours, sont traités de la manière suivante :

Les pèlerins sont débarqués ; ils prennent une douche lavage ou un bain de mer ; leur linge sale, la partie de leurs effets à usage et de leurs bagages qui peut être suspecte, d'après l'appréciation de l'autorité sanitaire, sont désinfectés.

En temps de choléra, l'eau de la cale est changée.

Les parties du navire habitées par les malades sont désinfectées. La durée de ces opérations, en y comprenant le débarquement et l'embarquement, ne doit pas dépasser quarante-huit heures.

Si aucun cas avéré ou suspect de peste ou de choléra n'est constaté pendant ces opérations, les pèlerins sont réembarqués immédiatement et le navire est dirigé sur Djeddah, où une seconde visite médicale a lieu à bord. Si son résultat est favorable, et sur le vu de la déclaration écrite des médecins du bord certifiant, sous serment, qu'il n'y a pas eu de cas de peste ou de choléra pendant la traversée, les pèlerins sont immédiatement débarqués.

Si, au contraire, un ou plusieurs cas avérés ou suspects de peste ou de choléra ont été constatés pendant le voyage ou au moment de l'arrivée, le navire est renvoyé à Camaran, où il subit de nouveau le régime des navires infectés.

Pour la peste, les prescriptions de l'article 22, 6°, sont appliquées en ce qui concerne les rats pouvant se trouver à bord des navires.

ART. 125. — Les navires *infestés*, c'est-à-dire ayant à bord des cas de peste ou de choléra, ou bien ayant présenté des cas de peste ou de choléra depuis sept jours, subissent le régime suivant :

Les personnes atteintes de peste ou de choléra sont débarquées et isolées à l'hôpital. Les autres passagers sont débarqués et isolés par groupes composés de personnes aussi peu nombreuses que possible, de manière que l'ensemble ne soit pas solidaire d'un groupe particulier si la peste ou le choléra venaient à s'y développer.

Le linge sale, les objets à usage, les vêtements de l'équipage et des passagers sont désinfectés ainsi que le navire. La désinfection est pratiquée d'une façon complète.

Toutefois, l'autorité sanitaire locale peut décider que le déchargement des gros bagages et des marchandises n'est pas nécessaire et qu'une partie seulement du navire doit subir la désinfection.

Les passagers restent cinq jours à l'établissement de Camaran. Lorsque les cas de peste ou de choléra remontent à plusieurs jours, la durée de l'isolement peut être diminuée. Cette durée peut varier suivant l'époque de l'apparition du dernier cas et d'après la décision de l'autorité sanitaire.

Le navire est dirigé ensuite sur Djeddah, où est faite une visite médicale individuelle et rigoureuse. Si son résultat est favorable, le navire reçoit la libre pratique. Si, au contraire, des cas avérés de peste ou de choléra se sont montrés à bord pendant le voyage ou au moment de l'arrivée, le navire est renvoyé à Camaran, où il subit de nouveau le régime des navires infectés.

Pour la peste, le régime prévu par l'article 22 est appliqué en ce qui concerne les rats pouvant se trouver à bord des navires.

Art. 126. — Toute station sanitaire destinée à recevoir des pèlerins doit être pourvue d'un personnel instruit, expérimenté et suffisamment nombreux, ainsi que de toutes les constructions et installations matérielles nécessaires pour assurer l'application, dans leur intégralité, des mesures auxquelles lesdits pèlerins sont assujettis.

*B.* — Régime sanitaire applicable aux navires à pèlerins musulmans venant du Nord et allant vers le Hedjaz.

Art. 127. — Si la présence de la peste ou du choléra n'est pas constatée dans le port de départ ni dans ses environs et qu'aucun cas de peste ou de choléra ne se soit produit pendant la traversée, le navire est immédiatement admis à la libre pratique.

Art. 128. — Si la présence de la peste ou du choléra est constatée dans le port de départ ou dans ses environs, ou si un cas de peste ou de choléra s'est produit pendant la traversée, le navire est soumis, à El-Tor, aux règles nstituées pour les navires qui viennent du Sud et qui s'arrêtent à Camaran Les navires sont ensuite reçus en libre pratique.

Section V. — *Mesures à prendre au retour des pèlerins.*

*A.* — Navires à pèlerins retournant vers le Nord.

Art. 129. — Tout navire à destination de Suez ou d'un port de la Méditerranée, ayant à bord des pèlerins ou masses analogues et provenant d'un port du Hedjaz ou de tout autre port de la côte arabique de la mer Rouge, est tenu de se rendre à El-Tor pour y subir l'observation et les mesures sanitaires indiquées dans les articles 133 à 135.

Art. 130. — Les navires ramenant les pèlerins musulmans vers la Méditerranée ne traversent le canal qu'en quarantaine.

Art. 131. — Les agents des compagnies de navigation et les capitaines sont prévenus qu'après avoir fini leur observation à la station sanitaire de El-Tor, les pèlerins égyptiens seront seuls autorisés à quitter définitivement le navire pour rentrer ensuite dans leurs foyers.

Ne seront reconnus comme Égyptiens ou résidant en Égypte que les pèlerins porteurs d'une carte de résidence émanant d'une autorité égyptienne et conformé au modèle établi. Des exemplaires de cette carte seront déposés auprès des autorités consulaires et sanitaires de Djeddah et de Yambo, où les agents et capitaines de navires pourront les examiner.

Les pèlerins non Égyptiens, tels que les Turcs, les Russes, les Persans, les Tunisiens, les Algériens, les Marocains, etc., ne peuvent, après avoir quitté El-Tor, être débarqués dans un port égyptien. En conséquence, les agents de navigation et les capitaines sont prévenus que le transbordement des pèlerins étrangers à l'Égypte, soit à Tor, soit à Suez, à Port-Saïd ou à Alexandrie, est interdit.

Les bateaux qui auraient à leur bord des pèlerins appartenant aux nationalités dénommées dans l'alinéa précédent suivront la condition de ces pèlerins et ne seront reçus dans aucun port égyptien de la Méditerranée.

ART. 132. — Les pèlerins égyptiens subissent, soit à El-Tor, soit à Souakim, ou dans tout autre station désignée par le conseil sanitaire d'Égypte, une observation de trois jours et une visite médicale, avant d'être admis en libre pratique

ART. 133. — Si la présence de la peste ou du choléra est constatée au Hedjaz ou dans le port d'où provient le navire, ou l'a été au Hedjaz au cour du pèlerinage, le navire est soumis, à El-Tor, aux règles instituées à Camaran pour les navires infectés.

Les personnes atteintes de peste ou de choléra sont débarquées et isolées à l'hôpital. Les autres passagers sont débarqués et isolés par groupes composés de personnes aussi peu nombreuses que possible, de manière que l'ensemble ne soit pas solidaire d'un groupe particulier, si la peste ou le choléra venait à s'y développer.

Le linge sale, les objets à usage, les vêtements de l'équipage et des passagers, les bagages et les marchandises suspectes d'être contaminées sont débarqués pour être désinfectés. Leur désinfection et celle du navire sont pratiquées d'une façon complète.

Toutefois, l'autorité sanitaire locale peut décider que le déchargement des gros bagages et des marchandises n'est pas nécessaire et qu'une partie seulement du navire doit subir la désinfection.

Le régime prévu par les articles 22 et 25 est appliqué en ce qui concerne les rats qui pourraient se trouver à bord.

Tous les pèlerins sont soumis, à partir du jour où ont été terminées les opérations de désinfection, à une observation de sept jours pleins, qu'il s'agisse de peste ou de choléra. Si un cas de peste ou de choléra s'est produit dans une section, la période de sept jours ne commence pour cette section qu'à partir du jour où le dernier cas a été constaté.

ART. 134. — Dans le cas prévu par l'article précédent, les pèlerins égyptiens subissent en outre une observation supplémentaire de trois jours.

ART. 135. — Si la présence de la peste ou du choléra n'est constatée ni au Hedjaz, ni au port d'où provient le navire, et ne l'a pas été au Hedjaz au cours du pèlerinage, le navire est soumis à El-Tor aux règles instituées à Camaran pour les navires indemnes.

Les pèlerins sont débarqués; ils prennent une douche lavage ou un bain de mer; leur linge sale ou la partie de leurs effets à usage et de leurs bagages qui peut être suspecte, d'après l'appréciation de l'autorité sanitaire, sont désinfectés. La durée de ces opérations, y compris le débarquement et l'embarquement, ne doit pas dépasser soixante-douze heures.

Toutefois, un navire à pèlerins, appartenant à une des nations ayant adhéré aux stipulations de la présente Convention ou des Conventions antérieures, s'il n'a pas eu de malades atteints de peste ou de choléra en cours de route de Djeddah à Yambo et à El Tor, et si la visite médicale individuelle, faite à El-Tor après débarquement, permet de constater qu'il ne contient pas de tels malades, peut être autorisé, par le Conseil sanitaire d'Égypte, à traverser en quarantaine le canal de Suez, même la nuit, lorsque sont réunies les quatre conditions suivantes :

1° Le service médical est assuré à bord par un ou plusieurs médecins commissionnés par le gouvernement auquel appartient le navire;

2° Le navire est pourvu d'étuves à désinfection, et il est constaté que le linge sale a été désinfecté en cours de route;

3° Il est établi que le nombre des pèlerins n'est pas supérieur à celui autorisé par les règlements de pèlerinage;

4° Le capitaine s'engage à se rendre directement dans un des ports du pays auquel appartient le navire.

La visite médicale après débarquement à El-Tor doit être faite dans le moindre délai possible.

La taxe sanitaire payée à l'administration quarantenaire est la même que celle qu'auraient payée les pèlerins s'ils étaient restés trois jours en quarantaine.

Art. 136. — Le navire qui, pendant la traversée de El-Tor à Suez, aurait eu un cas suspect à bord, sera repoussé à El-Tor.

Art. 137 — Le transbordement des pèlerins est strictement interdit dans les ports égyptiens.

Art. 138. — Les navires partant du Hedjaz et ayant à leur bord des pèlerins à destination d'un port de la côte africaine de la mer Rouge sont autorisés à se rendre directement à Souakim, ou en tel autre endroit que le conseil sanitaire d'Alexandrie décidera, pour y subir le même régime quarantenaire qu'à El-Tor.

Art. 139. — Les navires venant du Hedjaz ou d'un port de la côte arabique de la mer Rouge avec patente nette, n'ayant pas à bord des pèlerins ou masses analogues et qui n'ont pas eu d'accident suspect durant la traversée, sont admis en libre pratique à Suez, après visite médicale favorable.

Art. 140. — Lorsque la peste ou le choléra aura été constaté au Hedjaz :

1° Les caravanes composées de pèlerins égyptiens doivent, avant de se rendre en Égypte, subir une quarantaine de rigueur à El-Tor, de sept jours en cas de choléra ou de peste; elles doivent ensuite subir à El-Tor une observation de trois jours, après laquelle elles ne sont admises en libre pratique qu'après visite médicale favorable et désinfection des effets;

2° Les caravanes composées de pèlerins étrangers devant se rendre dans leurs foyers par la voie de terre sont soumises aux mêmes mesures que les caravanes égyptiennes et doivent être accompagnées par des gardes sanitaires jusqu'aux limites du désert.

Art. 141. — Lorsque la peste ou le choléra n'a pas été signalé au Hedjaz, les caravanes de pèlerins venant du Hedjaz par la route de Akaba ou de Moila sont soumises, à leur arrivée au Canal ou à Nakhel, à la visite médicale et à la désinfection du linge sale et des effets à usage.

*B.* — Pèlerins retournant vers le Sud.

Art. 142. — Il y aura dans les ports d'embarquement du Hedjaz des installations sanitaires assez complètes pour qu'on puisse appliquer aux pèlerins qui doivent se diriger vers le Sud, pour rentrer dans leur pays, les mesures qui sont obligatoires, en vertu des articles 10 et 54, au moment du départ de ces pèlerins dans les ports situés au-delà du détroit de Bab-el-Mandeb.

L'application de ces mesures est facultative, c'est-à-dire qu'elles ne sont appliquées que dans les cas où l'autorité consulaire du pays auquel appartient le pèlerin ou le médecin du navire à bord duquel il va s'embarquer les juge nécessaires.

## CHAPITRE III. — Pénalités.

Art. 143. — Tout capitaine convaincu de ne pas s'être conformé, pour la distribution de l'eau, des vivres ou du combustible, aux engagements pris par lui, est passible d'une amende de deux livres turques (1). Cette amende est perçue au profit du pèlerin qui aurait été victime du manquement et qui établirait qu'il a en vain réclamé l'exécution de l'engagement pris.

Art. 144. — Toute infraction à l'article 101 est punie d'une amende de 30 livres turques.

Art. 145. — Tout capitaine qui a commis ou qui a sciemment laissé commettre une fraude quelconque concernant la liste des pèlerins ou la patente sanitaire, prévues à l'article 107, est passible d'une amende de 50 livres turques.

Art. 146. — Tout capitaine de navire arrivant sans patente sanitaire du port de départ, ou sans visa des ports de relâche, ou non muni de la liste réglementaire et régulièrement tenue suivant les articles 107, 120 et 121, est passible, dans chaque cas, d'une amende de 12 livres turques.

Art. 147. — Tout capitaine convaincu d'avoir ou d'avoir eu à bord plus de cent pèlerins sans la présence d'un médecin commissionné, conformément aux prescriptions de l'article 100, est passible d'une amende de 300 livres turques.

Art. 148. — Tout capitaine convaincu d'avoir ou d'avoir eu à son bord un nombre de pèlerins supérieur à celui qu'il est autorisé à embarquer, conformément aux prescriptions de l'article 107, est passible d'une amende de 5 livres turques par chaque pèlerin en surplus.

Le débarquement des pèlerins dépassant le nombre régulier est effectué à la première station où réside une autorité compétente, et le capitaine est tenu de fournir aux pèlerins débarqués l'argent nécessaire pour poursuivre leur voyage jusqu'à destination.

Art. 149. — Tout capitaine convaincu d'avoir débarqué des pèlerins dans un endroit autre que celui de leur destination, sauf leur consentement ou hors le cas de force majeure, est passible d'une amende de 20 livres turques par chaque pèlerin débarqué à tort.

Art. 150. — Toutes autres infractions aux prescriptions relatives aux navires à pèlerins sont punies d'une amende de 10 à 100 livres turques.

Art. 151. — Toute contravention constatée en cours de voyage est annotée sur la patente de santé, ainsi que sur la liste des pèlerins. L'autorité compétente en dresse procès-verbal pour le remettre à qui de droit.

Art. 152. — Tous les agents appelés à concourir à l'exécution des prescriptions de la présente convention en ce qui concerne les navires à pèlerins sont passibles de punitions conformément aux lois de leurs pays respectifs en cas de fautes commises par eux dans l'application desdites prescriptions.

---

(1) La livre turque vaut 22 fr. 50.

## TITRE IV. — SURVEILLANCE ET EXÉCUTION

### I. — Conseil sanitaire, maritime et quarantenaire d'Égypte

Art. 153. — Sont confirmées les stipulations de l'annexe III de la Convention sanitaire de Venise du 30 janvier 1892, concernant la composition, les attributions et le fonctionnement du Conseil sanitaire, maritime et quarantenaire d'Égypte, telles qu'elles résultent des décrets de S. A. le khédive en date des 19 juin 1893 et 25 décembre 1894, ainsi que de l'arrêté ministériel du 19 juin 1893.

Lesdits décrets et arrêté demeurent annexés à la présente Convention (annexe II).

Art. 154. — Les dépenses ordinaires résultant des dispositions de la présente Convention relatives notamment à l'augmentation du personnel relevant du Conseil sanitaire, maritime et quarantenaire d'Égypte, seront couvertes, à l'aide d'un versement annuel complémentaire par le Gouvernement égyptien, d'une somme de quatre mille livres égyptiennes, qui pourrait être prélevée sur l'excédent du service des phares restés à la disposition de ce Gouvernement.

Toutefois, il sera déduit de cette somme le produit d'une taxe quarantenaire supplémentaire de 10 P. T. (piastres tarif) par pèlerin, à prélever à El-Tor.

Au cas où le Gouvernement égyptien verrait des difficultés à supporter cette part dans les dépenses, les Puissances représentées au Conseil sanitaire s'entendraient avec le Gouvernement khédivial pour assurer la participation de ce dernier aux dépenses prévues.

Art. 155. — Le Conseil sanitaire, maritime et quarantenaire d'Égypte est chargé de mettre en concordance avec les dispositions de la présente Convention les règlements actuellement appliqués par lui concernant la peste, le choléra et la fièvre jaune, ainsi que le règlement relatif aux provenances des ports arabiques de la mer Rouge, à l'époque du pèlerinage.

Il revisera, s'il y a lieu, dans le même but, le règlement général de police sanitaire, maritime et quarantenaire présentement en vigueur.

Ces règlements, pour devenir exécutoires, doivent être acceptés par les diverses Puissances représentées au Conseil.

### II. — Conseil sanitaire international de Tanger

Art. 156. — Dans l'intérêt de la santé publique, les Hautes Parties Contractantes conviennent que leurs représentants au Maroc appelleront de nouveau l'attention du Conseil sanitaire international de Tanger sur la nécessité d'appliquer les stipulations des conventions sanitaires.

### III. — Dispositions diverses

Art. 157. — Le produit des taxes et des amendes sanitaires ne peut, en aucun cas, être employé à des objets autres que ceux relevant des Conseils sanitaires.

Art. 158. — Les Hautes Parties Contractantes s'engagent à faire rédiger par leurs administrations sanitaires une instruction destinée à mettre les capitaines des navires, surtout lorsqu'il n'y a pas de médecins à bord, en mesure d'appliquer les prescriptions contenues dans la présente Convention en ce qui concerne la peste, le choléra et la fièvre jaune.

## TITRE V. — ADHÉSIONS ET RATIFICATIONS

Art. 159. — Les gouvernements qui n'ont pas signé la présente Convention sont admis à y adhérer sur leur demande. Cette adhésion sera notifiée par la voie diplomatique au Gouvernement de la République française et, par celui-ci, aux autres gouvernements signataires.

Art. 160. — La présente convention sera ratifiée et les ratifications en seront déposées à Paris aussitôt que faire se pourra.

Elle sera mise en exécution dès que la publication en aura été faite conformément à la législation des États signataires. Elle remplacera, dans les rapports respectifs des Puissances qui l'auront ratifiée ou y auront accédé, les Conventions sanitaires internationales signées les 30 janvier 1892, 15 avril 1893, 3 avril 1894, 19 mars 1897 et 3 décembre 1903.

Les arrangements antérieurs énumérés ci-dessus demeureront en vigueur à l'égard des Puissances qui, les ayant signés ou y ayant adhéré, ne ratifieraient pas le présent acte ou n'y accéderaient pas.

En foi de quoi les Plénipotentiaires respectifs ont signé la présente Convention et y ont apposé leurs cachets.

Fait à Paris, le dix-sept janvier mil neuf cent douze, en un seul exemplaire qui restera déposé dans les Archives du Gouvernement de la République française, et dont les copies, certifiées conformes, seront remises par la voie diplomatique aux Puissances contractantes.

*Signé* : (*L. S.*) Frhrr von Stein.
(*L. S.*) Dr Gaffky.
(*L. S.*) A. Bailly-Blanchard.
(*L. S.*) Francisco de Veyga.
(*L. S.*) Ezequiel Castilla.
(*L. S.*) Gagern.
(*L. S.*) Haberler.
(*L. S.*) Worms.
(*L. S.*) Böles.
(*L. S.*) Müller.
(*L. S.*) O. Velghe.
(*L. S.*) Dr van Ermengen.
(*L. S.*) Ismael Montess.
(*L. S.*) Dr Chervin.
(*L. S.*) Dr Figueiredo de Vasconcellos.
(*L. S.*) Stancioff.
(*L. S.*) Dr G. Chichcoff.
(*L. S.*) F. Puga Borne.
(*L. S.*) J. E. Manrique.
(*L. S.*) Dr A. Alvarez Canas.
(*L. S.*) Tomas Collazo.
(*L. S.*) F. Reventlow.
(*L. S.*) Victor M. Rendon.
(*L. S.*) E. Dorn y de Alsua.
(*L. S.*) J. de Reynozo.
(*L. S.*) Angel Pulido.
(*L. S.*) Camille Barrère.
(*L. S.*) Gavarry.
(*L. S.*) Dr E. Roux.
(*L. S.*) Mirman.
(*L. S.*) Dr A. Calmette.
(*L. S.*) Em. Ronssin.
(*L. S.*) Harismendy.
(*L. S.*) Paul Roux.

*Signé* : (*L. S.*) Lancelot D. Carnegie.
(*L. S.*) Ralph W. Johnstone.
(*L. S.*) Benjamin Franklin.
(*L. S.*) D. Caclamanos.
(*L. S.*) J. M. Lardizabal.
(*L. S.*) Dr Casséus.
(*L. S.*) Désiré Pector.
(*L. S.*) Rocco Santoliquido.
(*L. S.*) Adolfo Cotta.
(*L. S.*) Bastin.
(*L. S.*) Dr Praum.
(*L. S.*) Miguel Zuniga y Azcarate.
(*L. S.*) Brunet.
(*L. S.*) Dr E. Binet.
(*L. S.*) F. Wedel Jarlsberg.
(*L. S.*) J. A. Jimenez.
(*L. S.*) Dr W. P. Ruysch.
(*L. S.*) Dr C. Winkler.
(*L. S.*) M. Samad.
(*L. S.*) Antonio-Augusto-Gonçalves Braga.
(*L. S.*) Alexandre Em. Lahovary.
(*L. S.*) Platon de Waxel.
(*L. S.*) Nicolas Freyberg.
(*L. S.*) Dr S. Letona.
(*L. S.*) Mil. R. Vesnitch.
(*L. S.*) Dr Manaud.
(*L. S.*) Gyldenstolpe
(*L. S.*) Lardy.
(*L. S.*) Missak.
(*L. S.*) Y. Sadik.
(*L. S.*) Louis Piera.

Certifié conforme à l'original :

*Le président du Conseil,*
*ministre des affaires étrangères*
*de la République française,*

R. POINCARÉ.

# ANNEXES

## ANNEXE I

### Règlement relatif au transit, en train quarantenaire, par le territoire égyptien, des voyageurs et des malles postales provenant des pays contaminés

(Voir art. 82.)

Article premier. — L'Administration des Chemins de fer égyptiens désirant un train quarantenaire en correspondance avec l'arrivée des navires provenant de ports contaminés devra en aviser l'autorité quarantenaire locale au moins deux heures avant le départ.

Art. 2. — Les passagers débarqueront à l'endroit indiqué par l'autorité quarantenaire d'accord avec l'Administration des chemins de fer et le gouvernement égyptien, et passeront directement, sans aucune communication, du bateau au train, sous la surveillance d'un officier du transit et de deux ou plusieurs gardes sanitaires.

Art. 3. — Le transport des effets, bagages, etc. des passagers sera effectué en quarantaine par les moyens du port.

Art. 4. — Les agents du chemin de fer sont tenus de se conformer, en ce qui concerne les mesures quarantenaires, aux ordres de l'officier du transit.

Art. 5. — Les wagons affectés à ce service seront des wagons à couloirs. Un garde sanitaire sera placé dans chaque wagon et sera chargé de la surveillance des passagers. Les agents du chemin de fer n'auront aucune communication avec les passagers.

Un médecin du service quarantenaire accompagnera le train.

Art. 6. — Les gros bagages des passagers seront placés dans un wagon spécial qui sera scellé au départ du train par l'officier du transit. A l'arrivée, les scellés seront retirés par l'officier du transit.

Tout transbordement ou embarquement sur le parcours est interdit.

Art. 7. — Les cabinets seront munis de tinettes contenant une certaine quantité d'antiseptique pour recevoir les déjections des passagers.

Art. 8. — Le quai des gares où le train sera obligé de s'arrêter sera complètement évacué, sauf par les agents de service absolument indispensables.

Art. 9. — Chaque train pourra avoir un wagon-restaurant. La desserte de la table sera détruite. Les employés de ce wagon et les autres employés du chemin de fer qui, pour une raison quelconque, ont été en contact avec les passagers, seront assujettis au même traitement que les pilotes et les électriciens à Port-Saïd ou à Suez ou à telles mesures que le Conseil jugera nécessaires.

Art. 10. — Il est absolument défendu aux passagers de jeter quoi que ce soit par les fenêtres, portières, etc.

Art. 11. — Dans chaque train un compartiment-infirmerie restera vide pour y isoler les malades si le cas se présente. Ce compartiment sera installé d'après les indications du Conseil quarantenaire.

Si un cas de peste ou de choléra se déclarait parmi les passagers, le malade serait immédiatement isolé dans le compartiment spécial. Ce malade, à l'arrivée du train, sera immédiatement transféré au lazaret quarantenaire. Les autres passagers continueront leur voyage en quarantaine.

Art 12. — Si un cas de peste ou de choléra se déclarait pendant le parcours, le train serait désinfecté par l'autorité quarantenaire.

Dans tous les cas, les fourgons ayant contenu les bagages et la malle seront désinfectés immédiatement après l'arrivée du train.

Art. 13. — Le transbordement du train au bateau sera fait de la même façon qu'à l'arrivée. Le bateau recevant les passagers sera immédiatement mis en quarantaine et mention sera faite sur la patente des accidents qui auraient pu survenir en cours de route, avec désignation spéciale des personnes qui auraient été en contact avec les malades.

Art. 14. — Les frais encourus par l'Administration quarantenaire sont à la charge de qui aura fait la demande du train quarantenaire.

Art. 15. — Le président du Conseil, ou son remplaçant, aura le droit de surveiller ce train pendant tout son parcours.

Le président pourra, en plus, charger un employé supérieur (outre l'officier du transit et les gardes) de la surveillance dudit train.

Cet employé aura accès dans le train sur la simple présentation d'un ordre signé par le président.

## ANNEXE II

### Décret khédivial du 19 juin 1893

Nous, Khédive d'Égypte,

Sur la proposition de notre ministre de l'intérieur, et l'avis conforme de notre Conseil des ministres.

Considérant qu'il a été nécessaire d'introduire diverses modifications dans notre décret du 3 janvier 1881 (2 Safer 1298).

Décrétons :

Article premier. — Le Conseil sanitaire, maritime et quarantenaire est chargé d'arrêter les mesures à prendre pour prévenir l'introduction en Égypte, ou la transmission à l'étranger, des maladies épidémiques et des épizooties.

Art. 2. — Le nombre des délégués égyptiens sera réduit à quatre membres :

1° Le président du Conseil, nommé par le gouvernement égyptien, et qui ne votera qu'en cas de partage des voix ;

2° Un docteur en médecine européen, inspecteur général du service sanitaire, maritime et quarantenaire ;

3° L'inspecteur sanitaire de la ville d'Alexandrie, ou celui qui remplit ses fonctions;

4° L'inspecteur vétérinaire de l'administration des services sanitaires et de l'hygiène publique.

Tous les délégués doivent être médecins régulièrement diplômés, soit par une faculté de médecine européenne, soit par l'État, ou être fonctionnaires effectifs de carrière, du grade de vice-consul au moins, ou d'un grade équivalent. Cette disposition ne s'applique pas aux titulaires actuellement en fonctions.

Art. 3. — Le Conseil sanitaire, maritime et quarantenaire exerce une surveillance permanente sur l'état sanitaire de l'Égypte et sur les provenances des pays étrangers.

Art. 4. — En ce qui concerne l'Égypte, le Conseil sanitaire, maritime et quarantenaire recevra chaque semaine du Conseil de santé et d'hygiène publique, les bulletins sanitaires des villes du Caire et d'Alexandrie, et, chaque mois, les bulletins sanitaires des provinces. Ces bulletins devront être transmis à des intervalles plus rapprochés lorsque, à raison de circonstances spéciales, le Conseil sanitaire, maritime et quarantenaire en fera la demande.

De son côté, le Conseil sanitaire, maritime et quarantenaire communiquera au Conseil de santé et d'hygiène publique les décisions qu'il aura prises et les renseignements qu'il aura reçus de l'étranger.

Les gouvernements adressent au Conseil, s'ils le jugent à propos, le bulletin sanitaire de leur pays et lui signalent, dès leur apparition, les épidémies et les épizooties.

Art. 5. — Le Conseil sanitaire, maritime et quarantenaire s'assure de l'état sanitaire du pays et envoie des commissions d'inspection partout où il le juge nécessaire.

Le Conseil de santé et d'hygiène publique sera avisé de l'envoi de ces commissions et devra s'employer à faciliter l'accomplissement de leur mandat.

Art. 6. — Le Conseil arrête les mesures préventives ayant pour objet d'empêcher l'introduction en Égypte, par les frontières maritimes ou les frontières du désert, des maladies épidémiques ou des épizooties, et détermine les points où devront être installés les campements provisoires et les établissements permanents quarantenaires.

Art. 7. — Il formule l'annotation à inscrire sur la patente délivrée par les offices sanitaires aux navires en partance.

Art. 8. — En cas d'apparition de maladies épidémiques ou d'épizooties en Égypte, il arrête les mesures préventives ayant pour objet d'empêcher la transmission de ces maladies à l'étranger.

Art. 9. — Le Conseil surveille et contrôle l'exécution des mesures sanitaires quarantenaires qu'il a arrêtées.

Il formule tous les règlements relatifs au service quarantenaire, veille à leur stricte exécution, tant en ce qui concerne la protection du pays que le maintien des garanties stipulées par les conventions sanitaires internationales.

Art. 10. — Il réglemente, au point de vue sanitaire, les conditions dans lesquelles doit s'effectuer le transport des pèlerins à l'aller et au retour du Hedjaz, et surveille leur état de santé en temps de pèlerinage.

ART. 11. — Les décisions prises par le Conseil sanitaire, maritime et quarantenaire sont communiquées au ministère de l'intérieur; il en sera également donné connaissance au ministère des affaires étrangères, qui les notifiera, s'il y a lieu aux agences et consulats généraux.

Toutefois, le président du Conseil est autorisé à correspondre directement avec les autorités consulaires des villes maritimes pour les affaires courantes du service.

ART. 12. — Le président, et, en cas d'absence ou d'empêchement de celui-ci, l'inspecteur général du service sanitaire, maritime et quarantenaire, est chargé d'assurer l'exécution des décisions du Conseil.

A cet effet, il correspond directement avec tous les agents du service sanitaire, maritime et quarantenaire, et avec les diverses autorités du pays. Il dirige, d'après les avis du Conseil, la police sanitaire des ports, les établissements maritimes quarantenaires et les stations quarantenaires du désert.

Enfin, il expédie les affaires courantes.

ART. 13. — L'inspecteur général sanitaire, les directeurs des offices sanitaires, les médecins des stations sanitaires et campements quarantenaires doivent être choisis parmi les médecins régulièrement diplômés, soit par une faculté de médecine européenne, soit par l'État.

Le délégué du Conseil à Djeddah pourra être médecin diplômé du Caire.

ART. 14. — Pour toutes les fonctions et emplois relevant du service sanitaire, maritime et quarantenaire, le Conseil, par l'entremise de son président, désigne ses candidats au ministre de l'intérieur, qui seul aura le droit de les nommer.

Il sera procédé de même pour les révocations, mutations et avancements.

Toutefois, le président aura la nomination directe de tous les agents subalternes, hommes de peine, gens de service, etc.

La nomination des gardes de santé est réservée au Conseil.

ART. 15. — Les directeurs des offices sanitaires sont au nombre de sept, ayant leur résidence à Alexandrie, Damiette, Port-Saïd, Suez, Tor, Souakim et Kosseir.

L'office sanitaire de Tor pourra ne fonctionner que pendant la durée du pèlerinage ou en temps d'épidémie.

ART. 16. — Les directeurs des offices sanitaires ont sous leurs ordres tous les employés sanitaires de leur circonscription. Il sont responsables de la bonne exécution du service.

ART. 17. — Le chef de l'agence sanitaire d'El Ariche a les mêmes attributions que celles confiées aux directeurs par l'article qui précède.

ART. 18. — Les directeurs des stations sanitaires et campements quarantenaires ont sous leurs ordres tous les employés du service médical et du service administratif des établissements qu'ils dirigent.

ART. 19. — L'inspecteur général sanitaire est chargé de la surveillance de tous les services dépendant du Conseil sanitaire, maritime et quarantenaire.

ART. 20. — Le délégué du Conseil sanitaire, maritime et quarantenaire à Djeddah a pour mission de fournir au Conseil des informations sur l'état sanitaire du Hedjaz, spécialement en temps de pèlerinage.

Art. 21. — Un Comité de discipline, composé du président, de l'inspecteur général du service sanitaire, maritime et quarantenaire et de trois délégués élus par le Conseil, est chargé d'examiner les plaintes portées contre les agents relevant du service sanitaire, maritime et quarantenaire.

Il dresse sur chaque affaire un rapport et le soumet à l'appréciation du Conseil, réuni en assemblée générale. Les délégués seront renouvelés tous les ans. Ils sont rééligibles.

La décision du Conseil est, par les soins de son président, soumise à la sanction du ministre de l'intérieur.

Le comité de discipline peut infliger, sans consulter le Conseil : 1° le blâme ; 2° la suspension du traitement jusqu'à un mois.

Art. 22. — Les peines disciplinaires sont :

1° Le blâme ;

2° La suspension du traitement depuis huit jours jusqu'à trois mois ;

3° Le déplacement sans indemnité ;

4° La révocation.

Le tout sans préjudice des poursuites à exercer pour les crimes ou délits de droit commun.

Art. 23. — Les droits sanitaires et quarantenaires sont perçus par les agents qui relèvent du service sanitaire, maritime et quarantenaire.

Ceux-ci se conforment, en ce qui concerne la comptabilité et la tenue des livres, aux règlements généraux établis par le ministère des finances.

Les agents comptables adressent leur comptabilité et le produit de leurs perceptions à la présidence du Conseil.

L'agent comptable, chef du bureau central de la comptabilité, leur en donne décharge sur le visa du président du Conseil.

Art. 24. — Le Conseil sanitaire, maritime et quarantenaire dispose de ses finances.

L'administration des recettes et des dépenses est confiée à un comité composé du président, de l'inspecteur général du service sanitaire, maritime et quarantenaire et de trois délégués des Puissances, élus par le Conseil. Il prend le titre de « Comité des finances ». Les trois délégués des Puissances sont renouvelés tous les ans. Ils sont rééligibles.

Ce comité fixe, sauf ratification du Conseil, le traitement des employés de tout grade ; il décide les dépenses fixes et les dépenses imprévues. Tous les trois mois, dans une séance spéciale, il fait au Conseil un rapport détaillé de sa gestion. Dans les trois mois qui suivent l'expiration de l'année budgétaire, le Conseil, sur la proposition du Comité, arrête le bilan définitif et le transmet par l'entremise de son président, au ministère de l'intérieur.

Le Conseil prépare le budget de ses recettes et celui de ses dépenses. Ce budget sera arrêté par le Conseil des ministres, en même temps que le budget général de l'État, à titre de budget annexe. — Dans le cas où le chiffre des dépenses excéderait le chiffre des recettes, le déficit sera comblé par les ressources générales de l'État. Toutefois, le Conseil devra étudier sans retard les moyens d'équilibrer les recettes et les dépenses. Ses propositions seront, par les soins du président, transmises au ministère de l'intérieur. L'excédent des recettes, s'il en existe, restera à la caisse du Conseil sanitaire, maritime et quarantenaire ; il sera, après décision du Conseil sanitaire, ratifiée par le Conseil des ministres, affecté exclusivement à la création d'un fonds de réserve destiné à faire face aux besoins imprévus.

Art. 25. — Le président est tenu d'ordonner que le vote aura lieu au scrutin secret, toutes les fois que trois membres du Conseil en font la demande. Le vote au scrutin secret est obligatoire toutes les fois qu'il s'agit du choix des délégués des puissances pour faire partie du comité de discipline ou du comité des finances et lorsqu'il s'agit de nomination, révocation, mutation ou avancement dans le personnel.

Art. 26. — Les gouverneurs, préfets de police et moudirs sont responsables en ce qui les concerne, de l'exécution des règlements sanitaires. Ils doivent, ainsi que toutes les autorités civiles et militaires, donner leur concours lorsqu'ils en sont légalement requis par les agents du service sanitaire, maritime et quarantenaire, pour assurer la prompte exécution des mesures prises dans l'intérêt de la santé publique.

Art. 27. — Tous décrets et règlements antérieurs sont abrogés en ce qu'ils ont de contraire aux dispositions qui précédent.

Art. 28. — Notre ministre de l'intérieur est chargé de l'exécution du présent décret, qui ne deviendra exécutoire qu'à partir du 1er novembre 1893.

Fait au Palais de Ramleh, le 16 juin 1893,

ABBAS HILMI.

Par le Khédive:

*Le président du Conseil, ministre de l'intérieur,*

Riaz.

DÉCRET KHÉDIVIAL DU 25 DÉCEMBRE 1894.

Nous, Khédive d'Égypte,

Sur la proposition de notre ministre des finances et l'avis conforme de notre Conseil des ministres;

Vu l'avis conforme de MM. les Commissaires-Directeurs de la caisse de la Dette publique en ce qui concerne l'article 7;

Avec l'assentiment des Puissances,

Décrétons :

Article premier. — A partir de l'exercice financier 1894, il sera prélevé annuellement sur les recettes actuelles des droits de phares, une somme de 40.000 l. e., qui sera employée comme il est expliqué dans les articles suivants.

Art. 2. — La somme prélevée en 1894 sera affectée : 1° à combler le défici éventuel de l'exercice financier 1894 du Conseil quarantenaire, au cas où ce déficit n'aurait pas pu être entièrement couvert avec les ressources provenant du fonds de réserve dudit Conseil, ainsi qu'il sera dit à l'article qui suit; 2° à faire face aux dépenses extraordinaires nécessitées par l'aménagement des établissements sanitaires d'El-Tor, de Suez et des Sources de Moïse.

Art. 3. — Le fond de réserve actuel du Conseil quarantenaire sera employé à combler le déficit de l'exercice 1894, sans que ce fonds puisse être réduit à une somme inférieure à 10.000 l. e.

Si le déficit ne se trouve pas entièrement couvert, il sera fait face, pour le reste avec les ressources créées à l'article premier.

Art. 4. — Sur la somme de l. e. 80.000, provenant des exercices 1895 et 1896, il sera prélevé : 1° une somme égale à celle qui aura été payée en 1894 sur les mêmes recettes, à valoir sur le déficit de ladite année 1894, de manière à porter à l. e. 40.000 le montant des sommes affectées aux travaux extraordinaires prévus à l'article 1er pour El-Tor, Suez et les Sources de Moïse ; 2° les sommes nécessaires pour combler le déficit du budget du Conseil quarantenaire, pour les exercices financiers 1895 et 1896.

Le surplus, après le prélèvement ci-dessus, sera affecté à la construction de nouveaux phares dans la mer Rouge.

Art. 5. — A partir de l'exercice financier 1897, cette somme annuelle de l. e. 40.000 sera affectée à combler les déficits éventuels du Conseil quarantenaire. Le montant de la somme nécessaire à cet effet sera arrêté définitivement en prenant pour base les résultats financiers des exercices 1894 et 1895 du Conseil.

Le surplus sera affecté à une réduction des droits des phares : il est entendu que ces droits seront réduits dans la même proportion dans la mer Rouge et dans la Méditerranée.

Art. 6. — Moyennant les prélèvements et affectations ci-dessus, le gouvernement est, à partir de l'année 1894, déchargé de toute obligation quelconque en ce qui concerne les dépenses soit ordinaires, soit extraordinaires du Conseil quarantenaire.

Il est entendu, toutefois, que les dépenses supportées jusqu'à ce jour par le gouvernement égyptien continueront à rester à sa charge.

Art. 7. — A partir de l'exercice 1894, lors du règlement de compte des excédents avec la caisse de la Dette publique, la part de ces excédents revenant au gouvernement sera majorée d'une somme annuelle de 20.000 l. e.

Art. 8. — Il a été convenu entre le gouvernement égyptien et les gouvernements d'Allemagne, de Belgique, de Grande-Bretagne et d'Italie que la somme affectée à la réduction des droits de phares, aux termes de l'article 5 du présent décret, viendra en déduction de celle de 40.000 l. e. prévue dans les lettres annexées aux conventions commerciales intervenues entre l'Égypte et lesdits gouvernements.

Art. 9. — Notre ministre des finances est chargé de l'exécution du présent décret.

Fait au Palais de Koubbeh, le 25 décembre 1894.

ABBAS HILMI.

Par le Khédive :

*Le président du Conseil des ministres,*
N. Nubar.

*Le ministre des finances,*
Ahmed Mazloum.

*Le ministre des affaires étrangères,*
Boutros Ghali.

## ARRÊTÉ MINISTÉRIEL DU 19 JUIN 1893, CONCERNANT LE FONCTIONNEMENT DU SERVICE SANITAIRE, MARITIME ET QUARANTENAIRE

LE MINISTRE DE L'INTÉRIEUR,

Vu le décret en date du 19 juin 1893;

ARRÊTE:

### TITRE PREMIER. — DU CONSEIL SANITAIRE, MARITIME ET QUARANTENAIRE

ARTICLE PREMIER. — Le président est tenu de convoquer le Conseil sanitaire, maritime et quarantenaire, en séance ordinaire, le premier mardi de chaque mois.

Il est également tenu de le convoquer lorsque trois membres en font la demande.

Il doit enfin réunir le Conseil, en séance extraordinaire, toutes les fois que les circonstances exigent l'adoption immédiate d'une mesure grave.

ART. 2. — La lettre de convocation indique les questions portées à l'ordre du jour. A moins d'urgence, il ne pourra être pris de décisions définives que sur les questions mentionnées dans la lettre de convocation.

ART. 3. — Le secrétaire du Conseil rédige les procès-verbaux des séances.

Ces procès-verbaux doivent être présentés à la signature de tous les membres qui assistaient à la séance.

Ils sont également copiés sur un registre qui est conservé dans les archives concurremment avec les originaux des procès-verbaux.

Une copie provisoire des procès-verbaux sera délivrée à tout membre qui en fera la demande.

ART. 4. — Une commission permanante composée du président, de l'inspecteur général du service sanitaire, maritime et quarantenaire, et de deux délégués des Puissances, élus par le Conseil, est chargée de prendre les mesures urgentes.

Le délégué de la nation intéressée est toujours convoqué. Il a droit de vote.

Le président ne vote qu'en cas de partage.

Les décisions sont immédiatement communiquées par lettre à tous les membres du Conseil.

Cette commission sera renouvelée tous les trois mois.

ART. 5. — Le président ou, en son absence, l'inspecteur général du service sanitaire, maritime et quarantenaire, dirige les délibérations du Conseil. Il ne vote qu'en cas de partage.

Le président a la direction générale du service. Il est chargé de faire exécuter les décisions du Conseil.

*Secrétariat.*

ART. 6. — Le secrétariat, placé sous la direction du président, centralise la correspondance tant avec le ministère de l'intérieur qu'avec les divers agents du service sanitaire, maritime et quarantenaire.

Il est chargé de la statistique des archives. Il lui sera adjoint des commis et interprètes en nombre suffisant pour assurer l'expédition des affaires.

Art. 7. — Le secrétaire du Conseil, chef du secrétariat, assiste aux séances du Conseil et rédige les procès-verbaux.

Il a sous ses ordres les employés et gens du service du secrétariat.

Il dirige et surveille leur travail, sous l'autorité du président.

Il a la garde et la responsabilité des archives.

*Bureau de comptabilité.*

Art. 8. — Le chef du bureau central de la comptabilité est « agent comptable ».

Il ne pourra entrer en fonctions avant d'avoir fourni un cautionnement dont le quantum sera fixé par le Conseil sanitaire, maritime et quarantenaire.

Il contrôle, sous la direction du comité des finances, les opérations des préposés à la recette des droits sanitaires et quarantenaires.

Il dresse les états et comptes qui doivent être transmis au ministère de l'intérieur après avoir été arrêtés par le comité des finances et approuvés par le Conseil.

*De l'inspecteur général sanitaire.*

Art. 9. — L'inspecteur général sanitaire a la surveillance de tous les services dépendant du Conseil. Il exerce cette surveillance dans les conditions prévues par l'article 19 du décret en date du 19 juin 1893.

Il inspecte, au moins une fois par an, chacun des offices, agences ou postes sanitaires.

En outre, le président détermine, sur la proposition du Conseil et selon les besoins du service, les inspections auxquelles l'inspecteur général devra procéder.

En cas d'empêchement de l'inspecteur général, le président désignera, d'accord avec le Conseil, le fonctionnaire appelé à le suppléer.

Chaque fois que l'inspecteur général a visité un office, une agence, un poste sanitaire, une station sanitaire ou un campement quarantenaire, il doit rendre compte à la présidence du Conseil, par un rapport spécial, des résultats de sa vérification.

Dans l'intervalle de ses tournées, l'inspecteur général prend part sous l'autorité du président, à la direction du service général. Il supplée le président en cas d'absence ou d'empêchement.

Titre II. — Service des ports, stations quarantenaires, stations sanitaires.

Art. 10. — La police sanitaire, maritime et quarantenaire, le long du littoral égyptien de la Méditerranée et de la mer Rouge, aussi bien que sur les frontières de terre du côté du désert, est confiée aux directeurs des offices de santé, directeurs des stations sanitaires ou campements quarantenaires, chefs des agences sanitaires ou chefs des postes sanitaires et aux employés placés sous leurs ordres.

Art 11. — Les directeurs des offices de santé ont la direction et la responsabilité du service tant de l'office à la tête duquel ils sont placés que des postes sanitaires qui en dépendent.

Ils doivent veiller à la stricte exécution des règlements de police sanitaire, maritime et quarantenaire. Ils se conforment aux instructions qu'ils reçoivent de la présidence du Conseil et donnent à tous les employés de leur office aussi bien qu'aux employés des postes sanitaires qui y sont rattachés, les ordres et les instructions nécessaires.

Ils sont chargés de la reconnaissance et de l'arraisonnement des navires, de l'application des mesures quarantenaires, et ils procèdent, dans les cas prévus par les règlements, à la visite médicale, ainsi qu'aux enquêtes sur les contraventions quarantenaires.

Ils correspondent seuls pour les affaires administratives avec la présidence, à laquelle ils transmettent tous les renseignements sanitaires qu'ils ont recueillis dans l'exercice de leurs fonctions.

Art. 12. — Les directeurs des offices de santé sont, au point de vue du traitement, divisés en deux classes.

Les offices de première classe, qui sont au nombre de quatre :

Alexandrie ;
Port-Saïd ;
Bassin de Suez et campement aux Sources de Moïse ;
Tor ;

Les offices de 2e classe, qui sont au nombre de trois :

Damiette ;
Souakim ;
Kosseir.

Art. 13. — Les chefs des agences sanitaires ont les mêmes attributions, en ce qui concerne l'agence, que les directeurs en ce qui concerne leur office.

Art. 14. — Il y a une seule agence sanitaire à El Ariche.

Art. 15. — Les chefs des postes sanitaires ont sous leurs ordres les employés du poste qu'ils dirigent. Ils sont placés sous les ordres du directeur d'un des offices de santé.

Ils sont chargés de l'exécution des mesures sanitaires et quarantenaires indiquées par les règlements.

Ils ne peuvent délivrer aucune patente et ne sont autorisés à viser que les patentes des bâtiments partant en libre pratique.

Ils obligent les navires qui arrivent à leur échelle avec une patente brute ou dans des conditions irrégulières à se rendre dans un port où existe un office sanitaire.

Ils ne peuvent eux-mêmes procéder aux enquêtes sanitaires, mais ils doivent appeler à cet effet le directeur de l'office dont ils relèvent.

En dehors des cas d'urgence absolue, ils ne correspondent qu'avec ce directeur pour toutes les affaires administratives. Pour les affaires sanitaires et quarantenaires urgentes, telles que les mesures à prendre au sujet d'un navire arrivant, ou l'annotation à inscrire sur la patente d'un navire en partance, ils correspondent directement avec la présidence du Conseil ; mais ils doivent donner sans retard communication de cette correspondance au directeur dont ils dépendent.

Ils sont tenus d'aviser, par les voies les plus rapides, la présidence du Conseil des naufrages dont ils auront connaissance.

Art. 16. — Les postes sanitaires sont au nombre de six énumérés ci-après:

Postes du Port-Neuf, d'Aboukir, Brullos et Rosette, relevant de l'office d'Alexandrie.

Postes de Kantara et du port intérieur d'Ismaïlia, relevant de l'office de Port-Saïd.

Le Conseil pourra, suivant les nécessités du service et suivant ses ressources, créer de nouveaux postes sanitaires.

Art. 17. — Le service permanent ou provisoire des stations sanitaires et campements quarantenaires est confié à des directeurs qui ont sous leurs ordres des employés sanitaires, des gardiens, des portefaix et des gens de service.

Art. 18. — Les directeurs sont chargés de faire subir la quarantaine aux personnes envoyées à la station sanitaire ou au campement. Ils veillent, de concert avec les médecins, à l'isolement des différentes catégories de quarantenaires et empêchent toute compromission. A l'expiration du délai fixé, ils donnent la libre pratique ou la suspendent conformément aux règlements, font pratiquer la désinfection des marchandises et des effets à usage, et appliquent la quarantaine aux gens employés à cette opération.

Art. 19. — Ils exercent une surveillance constante sur l'exécution des mesures prescrites, ainsi que sur l'état de santé des quarantenaires et du personnel de l'établissement.

Art. 20. — Ils sont responsables de la marche du service et en rendent compte, dans un rapport journalier, à la présidence du Conseil sanitaire, maritime et quarantenaire.

Art. 21. — Les médecins attachés aux stations sanitaires et aux campements quarantenaires relèvent des directeurs de ces établissements. Ils ont sous leurs ordres le pharmacien et les infirmiers.

Ils surveillent l'état de santé des quarantenaires et du personnel, et dirigent l'infirmerie de la station sanitaire ou du campement.

La libre pratique ne peut être donnée aux personnes en quarantaine qu'après visite et rapport favorable du médecin.

Art. 22. — Dans chaque office sanitaire, station sanitaire ou campement quarantenaire, le directeur est aussi « agent comptable ».

Il désigne, sous sa responsabilité personnelle effective, l'employé préposé à l'encaissement des droits sanitaires et quarantenaires.

Les chefs d'agences ou de postes sanitaires sont également agents comptables: ils sont chargés personnellement d'effectuer la perception des droits.

Les agents chargés du recouvrement des droits doivent se conformer, pour les garanties à présenter, la tenue des écritures, l'époque des versements, et généralement tout ce qui concerne la partie financière de leur service, aux règlements émanant du ministère des finances.

Art. 23. — Les dépenses du service sanitaire, maritime et quarantenaire seront acquittées par les moyens propres du Conseil, ou d'accord avec le ministère des finances, par le service des caisses qu'il désignera.

Le Caire, le 19 juin 1893.

RIAZ.

Art. 2. — Le président du Conseil, ministre des affaires étrangères, est chargé de l'exécution du présent décret.

Fait à Paris, le 14 octobre 1920.

A. MILLERAND.

Par le Président de la République :

*Le président du Conseil, ministre des affaires étrangères,*

Georges LEYGUES.

## ANNEXE III

### PROCÈS-VERBAL DU DÉPÔT DES RATIFICATIONS SUR LA CONVENTION SANITAIRE INTERNATIONALE SIGNÉE À PARIS LE 17 JANVIER 1912

En exécution de l'article 160 de la Convention sanitaire internationale signée à Paris le 17 janvier 1912, par l'Allemagne, les États-Unis d'Amérique, la République argentine, l'Autriche-Hongrie, la Belgique, la Bolivie, le Brésil, la Bulgarie, le Chili, la Colombie, Costa-Rica, Cuba, le Danemark, l'Équateur, l'Espagne, la France, le Royaume-Uni de Grande-Bretagne et d'Irlande, la Grèce, le Guatemala, Haïti, le Honduras, l'Italie, le Luxembourg, le Mexique, le Monténégro, la Norvège, Panama, les Pays-Bas, la Perse, le Portugal, la Roumanie, la Russie, le Salvador, la Serbie, le Siam, la Suède, la Suisse, la Turquie, l'Égypte et l'Uruguay, les soussignés se sont réunis au ministère des affaires étrangères à Paris pour procéder, dans les conditions ci-après, au premier dépôt, entre les mains du gouvernement de la République française, des ratifications sur ladite Convention des gouvernements qu'ils représentent.

Le représentant du gouvernement britannique a déclaré que :

« Les stipulations de cette Convention ne seront applicables à aucune des colonies, possessions ou protectorats de S. M. britannique, y compris l'empire des Indes. Toutefois, le gouvernement britannique réserve à chacune de ses colonies et possessions et à chacun de ses protectorats, y compris l'empire des Indes, le droit d'adhérer à la Convention, dès que l'un de ces gouvernements en aura manifesté le désir, ainsi que la faculté de la dénoncer séparément sans être lié par les décisions du gouvernement britannique relatives au Royaume-Uni. Chaque fois qu'une des colonies, qu'une des possessions ou qu'un des protectorats britanniques adhérera à la Convention ou la dénoncera, une notification à cet effet sera adressée par le représentant de S. M. britannique à Paris au ministre des affaires étrangères de la République française, au nom de telle colonie, telle possession ou tel protectorat.

« Il est entendu par le gouvernement britannique que le droit de dénoncer la présente Convention, ainsi que celui des puissances de se concerter en vue d'introduire des modifications dans le texte de la Convention, subsiste conformément aux dispositions de la Convention de Venise de 1897 et de celle de Paris de 1903. »

Le représentant du gouvernement des États-Unis d'Amérique a déclaré que son gouvernement a ratifié, sous la réserve que rien dans l'article 9 de la Convention ne sera considéré comme interdisant aux États-Unis de prendre des mesures spéciales de quarantaine contre la contamination de leurs ports qui pourraient être exigées par des conditions sanitaires insolites. En faisant cette réserve le gouvernement des États-Unis n'a pas l'intention d'enfreindre d'une manière quelconque les règles fondamentales de la Convention.

Le représentant du gouvernement espagnol a déclaré que son gouvernement se réserve le droit d'interpréter dans son sens le plus large et selon les principes scientifiques de l'hygiène moderne le paragraphe 2 de l'article 9, afin d'éviter, dans la mesure du possible, que la peste et la fièvre jaune ne soient importées dans les ports espagnols, mais il déclare qu'il ne s'agit pas pour lui de refuser son adhésion à rien de ce qui touche aux points fondmanteaux de la Convention.

Le représentant du gouvernement de Panamà a déclaré que son gouvernement a ratifié sous la réserve que les dispositions contenues dans l'article 9 n'empêcheront pas le gouvernement de Panama ou celui des États-Unis, conformément au traité signé entre les deux pays le 18 novembre 1903, de prescrire dans les ports de la zone du canal et dans ceux qui sont soumis à la juridiction de la république de Panama les mesures de quarantaine qu'exigeraient les circonstances.

Les soussignés donnent acte des réserves ci-dessus exprimées et déclarent que leurs pays respectifs se réservent le droit d'en invoquer le bénéfice à l'égard des provenances des États-Unis d'Amérique, de l'Espagne et de Panama.

Les instruments de ratification produits aujourd'hui ayant été trouvés après examen, en bonne et due forme, sont confiés au gouvernement de la République française pour être déposés dans les archives du département des affaires étrangères.

En ce qui concerne les ratifications par les Puissances signataires de la Convention, qui n'ont pas été en mesure de procéder dès aujourd'hui à leur dépôt, le gouvernement de la République française les recevra ultérieurement et en donnera avis à toutes les Puissances contractantes.

En foi de quoi a été dressé le présent procès-verbal dont une copie, certifiée conforme, sera adressée, par les soins du gouvernement de la République française, à chacune des Puissances signataires de la Convention sanitaire du 17 janvier 1912.

Fait à Paris, le 7 octobre 1920.

Pour les États-Unis d'Amérique :
*Signé :* Hugh C. Wallace.

Pour la Belgique :
*Signé :* E. de Gaiffier.

Pour le Danemarck :
*Signé :* H. A. Bernhoft.

Pour l'Équateur :
*Signé :* Dorny de Alsua.

Pour l'Espagne :
*Signé :* J. Quinones de Léon.

Pour la France :
*Signé :* Georges Leygues.

Pour la Grande-Bretagne :
*Signé :* Derby.

Pour l'Italie :
*Signé :* Bonin.

Pour la Norvège :
*Signé :* Fr. Jakhelin.

Pour la république de Panama :
*Signé :* R. A. Amador.

Pour les Pays-Bas :
*Signé :* J. Loudon.

Pour la Perse :
*Signé :* M. Samad.

Pour le Portugal :
*Signé :* Af. de Mesquita.

Pour la Suède :
*Signé :* G. de Reuterskiold.

Pour la Suisse :
*Signé :* Dunant.

Pour l'Égypte :
*Signé :* Derby.

En exécution de l'article 160, une insertion au *Journal officiel* du 7 avril 1921, a fait connaître le dépôt des ratifications de S. Exc. le président de la république de Honduras et de S. M. le roi des Serbes, Croates et Slovènes.

MELUN. IMPRIMERIE ADMINISTRATIVE. — M 1754 *R*.

www.ingramcontent.com/pod-product-compliance
Ingram Content Group UK Ltd.
Pitfield, Milton Keynes, MK11 3LW, UK
UKHW021001180726
13838UKWH00003B/1412